人民健康·名家科普丛书

胃肠常见肿瘤
防与治

总主编 王 俊 王建六

主 编 叶颖江 王 杉

副主编 高志冬 刘 凡

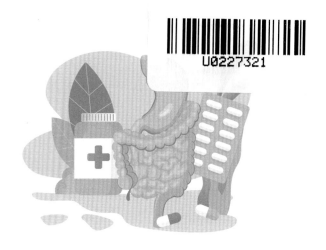

U0227321

科学技术文献出版社
SCIENTIFIC AND TECHNICAL DOCUMENTATION PRESS
·北京·

图书在版编目（CIP）数据

胃肠常见肿瘤防与治 / 叶颖江，王杉主编. —北京：科学技术文献出版社，2024. 6
（人民健康·名家科普丛书 / 王俊，王建六总主编）
ISBN 978-7-5235-0503-8

Ⅰ. ①胃… Ⅱ. ①叶… ②王… Ⅲ. ①胃肿瘤—防治 ②肠肿瘤—防治 Ⅳ. ①R735

中国国家版本馆 CIP 数据核字（2023）第 138987 号

胃肠常见肿瘤防与治

策划编辑:孔荣华 王黛君 责任编辑:王黛君 宋嘉婧 责任校对:张微 责任出版:张志平

出　版　者	科学技术文献出版社	
地　　　址	北京市复兴路15号　邮编　100038	
编　务　部	（010）58882938，58882087（传真）	
发　行　部	（010）58882905，58882868（传真）	
邮　购　部	（010）58882873	
官 方 网 址	www.stdp.com.cn	
发　行　者	科学技术文献出版社发行　全国各地新华书店经销	
印　刷　者	北京地大彩印有限公司	
版　　　次	2024 年 6 月第 1 版　2024 年 6 月第 1 次印刷	
开　　　本	880×1230　1/32	
字　　　数	58千	
印　　　张	3.25	
书　　　号	ISBN 978-7-5235-0503-8	
定　　　价	38.80元	

编 委 会

丛书序

"健康所系,性命相托",铮铮誓言诠释着医者的责任与担当。北京大学人民医院,这座百年医学殿堂,秉承"仁恕博爱,聪明精微,廉洁醇良"的百年院训,赓续"人民医院为人民"的使命,敬佑生命,守护健康。

人民健康是社会文明进步的基础,是民族昌盛和国家富强的重要标志,也是广大人民群众的共同追求。党中央把保障人民健康放在优先发展的战略位置,注重传播健康文明生活方式,建立健全健康教育体系,提升全民健康素养。北京大学人民医院勇担"国家队"使命,以守护人民健康为己任,以患者需求为导向,充分发挥优质医疗资源的优势,实现了全员时时、处处健康宣教,以病友会、义诊、讲座多渠道送健康;进社区、进乡村、进企业、进学校、上高原,足迹遍布医联体单位、合作院区,发挥了"国家队"引领作用;打造健康科普全媒体传播平台,将高品质健康科普知识传递到千家万户,推进提升了国民健康素养。

在建院 105 周年之际,北京大学人民医院与科学技术文献出版社合作,25 个重点学科、200 余名资深专家通力打造医学科普丛书"人民健康·名家科普"。丛书以大数据筛查百姓常见健康问题为基准，结合北京大学人民医院优势学科及医疗特色，传递科学、精准、高水平医学科普知识，提高公众健康素养和健康文化水平。北京大学人民医院通过"互联网＋健康科普"形式，构建"北大人民"健康科普资源库和健康科普专家库，为实现全方位、全周期保障人民健康奠定并夯实基础；为实现"两个一百年"奋斗目标、实现中华民族伟大复兴贡献"人民"力量！

王俊　王建六

　　欢迎您阅读《胃肠常见肿瘤防与治》一书，我们编审团队倍感荣幸。此书是对于胃肠间质瘤、胃癌和结直肠癌这三种常见并且影响巨大的肿瘤进行全面科普的作品。

　　当今时代，我们处在一个信息爆炸的环境中，有关健康的信息可谓鱼龙混杂。在错综复杂的信息中，寻找真知灼见需要有一双慧眼。在长期与胃肠肿瘤斗争的临床实践中，每当看到患者因缺乏必要的卫生健康常识而做出错误的抉择、直至无法挽回的境地时，我和我的同人都深感惋惜。因此，我们希望这本书能够成为您手中的一盏明灯，指引您走向更为健康的生活，远离胃肠肿瘤的烦扰。

　　这本书的核心内容包括胃肠间质瘤、胃癌和结直肠癌的预防、发病机制、诊断方法和治疗策略等方面的知识。所有的内容都尽可能地用通俗易懂的语言表述，使得每个人都能从中获益。全书内容按照问答的形式进行编排，排布顺序按照病因、临床表现、诊断、治疗为内在逻辑，读者可以顺序阅读以获得全面理解，也可以带着问题直接查找所需的知识。

　　胃肠间质瘤的发病率虽然在所有肿瘤中的比例不高，但是如果缺乏正确的知识，可能会影响治疗结果。我们深入浅出地介绍了这种肿瘤的基本知识，并解释了如何及时发现和处理。胃癌和结直肠癌是我们社会中的重大公共卫生问题，这两种癌症的发病率和死亡率都位居前列，严重影响了许多家庭的平静生活。我们通过科学研究数据和临床实践经验，告诉读者这些癌症的预防措施、早期识别的标志，以及当前的最佳治疗手段。除了常规的疾病知识科普，本书还结合了近年最新的研究进展，简要的介绍了精准医疗、靶向药物、免疫治疗等新兴的诊疗知识供患者查阅。

在编写本书的过程中，我们深感责任重大。每一个字、每一个章节，我们都力求尽可能地提供准确、详实的信息，从而帮助更多的人了解这些肿瘤，更好地预防和对抗它们。

然而，值得注意的是，尽管我们竭尽全力提供最新和最精准的信息，但医学领域仍在不断发展和变化。我们鼓励读者在遇到具体的医疗问题时，寻求专业医生的意见。

总的来说，《胃肠常见肿瘤防与治》试图弥补公众对于这三种肿瘤的认知，增加大家的防病意识，提升医疗保健的素养。我们希望，这本书可以提高人们的健康意识，减少疾病对人们生活的影响。

最后，祝愿您在阅读这本书的过程中获益良多。

叶颖江　王　杉

目 录

● ● ●

第二章

● ● ●

第三章
结直肠癌 ———————— **51**

第●节　结直肠癌的检查方法

▶▶▶ 第一章

胃肠间质瘤

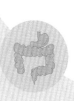

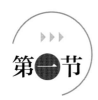

> > >

第一节

快速了解胃肠间质瘤

Q: 什么是胃肠间质瘤?

胃肠间质瘤(gastrointestinal stromal tumor,GIST)是除胃癌、肠癌外最常见的消化道肿瘤。其本质是特定的基因突变导致的酪氨酸蛋白激酶相应功能异常活化。人体胃壁从内向外分为四层(图1),其中黏膜层来源的恶性肿瘤称为癌,而GIST通常来源于固有肌层,是最常见的非黏膜层来源的消化道肿瘤。

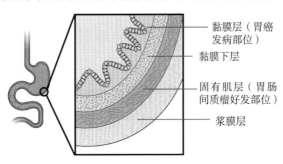

图 1　胃壁的分层

Q: 胃肠间质瘤有哪些类型?

GIST 有多种分类方式,如按照发病部位来分类,可以分为食管 GIST、胃 GIST、小肠 GIST、结直肠 GIST 等(图 2),其中胃 GIST 最为常见，约占所有 GIST 的 50% ~ 60%。医生会根据不同的发病部位选择不同的手术治疗方式。如果按照显微镜下所见的细胞形态来分类，又可分为梭形细胞型、上皮样细胞型、上皮样 – 梭形细胞混合型及去分化型，我们称之为病理分型，病理分型决定了后续药物治疗方案。

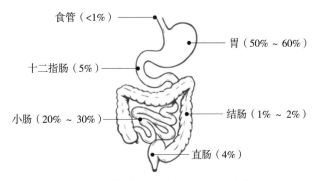

食管（<1%）
胃（50% ~ 60%）
十二指肠（5%）
小肠（20% ~ 30%）
结肠（1% ~ 2%）
直肠（4%）

图 2　消化道不同部位 GIST 发病率

Q: 胃肠间质瘤发病率如何，有哪些高危人群和风险因素？

目前我们还缺乏国内 GIST 发病率的准确数据，在美国和欧洲，GIST 每 100 万人中大约有 10 人发病，发病率为十万分之一。由于 GIST 的发病率较低，属于一种少见疾病。现在随着我们对胃肠间质瘤的重视程度提高以及研究逐渐深入，检出率也在升高。近年报道它的发病率已经占全消化道肿瘤的 1% ~ 3%，发病率为 (11 ~ 14.5) /100 万。好发年龄为 50 ~ 70 岁，中老年人多发，中位发病年龄大约为 60 岁，男女发病率相差不大。但某些特殊类型的间质瘤（如琥珀酸脱氢酶缺陷型 GIST）发病年龄较低，且女性更为多见。胃和小肠是 GIST 最常见的原发部位，结直肠、食管及胃肠道外 GIST 少见。

Q: 为什么会得胃肠间质瘤？

根据现有的研究，其本质是特定的基因突变导致的酪氨酸蛋白激酶相应功能异常活化，其中最常见的突变基因为 *KIT* 和 *PDGFRA*，另有少部分 GIST 可能是由 *SDHX*、*BRAF*、*NF1*、*K/N–RAS* 或 *PIK3CA* 基因突变所致。至于基因突变的诱因目前尚不清楚，所以很难明确回答究竟为什么会得胃肠间质瘤。

Q: 胃肠间质瘤是否能够预防？

由于诱发基因突变的因素尚不明确，所以目前尚无相关预防措施。因此无法通过疫苗等医学手段进行预防，控制病情的最佳方式是早诊早治。

Q: 怎么尽早发现自己得了胃肠间质瘤？

早期 GIST 几乎没有任何症状，患者常常在体检常规行胃肠镜检查时发现占位性病变进而确诊。由于 GIST 的发病率较低，并不建议大家常规行胃肠镜检查进行 GIST 的筛查。但对于中老年人群，经济条件允许的情况下体检常规行胃肠镜检查，可以同时排查其他胃肠道肿瘤及病变，尤其是有腹痛、腹部不适、消化道出血等表现的患者建议进行胃肠镜检查。

Q: 胃肠间质瘤有什么症状?

GIST 临床表现多样且缺乏特异性，主要取决于肿瘤大小、部位及生长方式。例如，GIST 最常发生在胃，而胃腔的体积较大，如果 GIST 的发生部位在胃的游离面，活动度好，可能不会产生特异性的症状，患者不知情，肿瘤一直生长，等到发现时就长得很大；而有些间质瘤长在胃的入口或出口，这里相对比较细，可能较小的肿块就会产生梗阻的症状。临床中大约七成的胃肠间质瘤是有症状的，常见的临床表现包括腹痛、腹部不适、消化道出血及腹部包块等，少部分患者因体检或诊治其他疾病时偶然发现。

Q: 得了胃肠间质瘤有什么早期症状?

虽然 GIST 可能会有各种各样的症状，但是由于它来源于消化道固有肌层，所以在早期（肿瘤小的时候）几乎不会有任何症状，经常由其他原因做胃肠镜检查时发现。

Q: 胃肠间质瘤是胃癌的一种吗?

GIST 和胃癌是两种不同的疾病，它们的发病机制、临床表现、检查方法和治疗原则也大不相同。消化道的最内侧覆盖了一层上皮组织，这里发生的恶性肿瘤称为癌，常见的有胃癌、结肠癌、小肠癌等；上皮组织之下覆盖的组织有些是由胚胎时期的间叶组织发育而来，这里发生的肿瘤称为间叶性肿瘤。癌症具有浸润性生长、易复发和转移的特点。胃肠间质瘤局部侵袭性不如癌症，但是部分高危险度的胃肠间质瘤同样会出现复发和转移，危害患者的生命健康。

Q: 胃肠间质瘤会复发吗?

胃肠间质瘤的会复发,它的生物学行为可分为三类:第一类是良性间质瘤,这类间质瘤几乎不会转移,只是缓慢生长,完整切除后不容易复发;第二类是潜在恶性间质瘤,这类间质瘤有可能会出现术后复发的情况;第三类就是恶性间质瘤,肿瘤极容易出现转移和术后复发,预后也比较差。根据近年来的统计,上述三类间质瘤的五年生存率分别约为 93%、80%、55%。临床上,我们根据患者的间质瘤发生术后复发转移事件的概率将 GIST 进行危险程度分级,分为极低危、低危、中等和高危。目前,与术后复发转移相关的已知因素有肿瘤大小、部位、核分裂象计数、肿瘤破裂、切缘阳性等不良生物学行为。

第二节

确诊胃肠间质瘤的方法

Q: 得了胃肠间质瘤需要做哪些检验 / 检查?

胃肠镜通常是发现无症状 GIST 的首选检查,可以明确肿瘤的部位、性状并进行活检帮助明确其病理类型,但是由于胃肠镜下活检深度有限,有时难以取到真正的瘤体。发现 GIST 后还需要做腹部及盆腔的增强 CT 检查来明确 GIST 的位置、大小及有无转移,从而制定后续方案。GIST 在检验学上没有特异性指标,在手术前,一般还需要做血常规、生化、凝血、感染等一系列的常规检查以明确患者身体状态是否能够耐受手术及药物治疗。

Q: 胃肠间质瘤为什么要做超声胃镜检查?

GIST 是黏膜下、固有肌层来源的肿瘤,所以在普通胃镜检查时通常表现为黏膜层下隆起型肿物,但是黏膜层下隆起型肿物也有非常多的类型,仅靠普通的胃肠镜检查难以分辨,这时超声胃镜可以帮助医生明确肿物到底起源于哪一层。同时对一些诊断困难或失去手术机会的病例,超声胃镜可以帮助医生进行穿刺活检,获得病理结果,以指导进一步的诊断及治疗。

Q: 胃肠间质瘤为什么要做基因检测？

因为 GIST 是基因突变导致的疾病，不同基因突变类型对应不同的治疗方式，如果使用的药物不适用于某种突变，患者病情不仅得不到控制，反而会增加不良反应、浪费金钱、延误病情。所以通过基因检测的方法来明确基因突变的类型对于 GIST 而言非常重要。此外，GIST 还有肿瘤异质性的风险，即同一位患者体内如果有多处病灶，不同部位的间质瘤可能基因突变不同，这是导致肿瘤耐药的重要原因。因此有些复发转移 GIST 患者需要多次进行基因检测。

Q: 胃肠间质瘤的诊断标准是什么？

当临床检查检验结果提示肿瘤来源于胃肠道固有肌层时医生会考虑 GIST，但最终仍然需要通过活检或切除后的病理学检查结果才能确诊。

Q: 如何看懂胃肠间质瘤的病理结果？

对于已经病理确诊的 GIST 需要着重关注三个方面：①肿瘤部位（是来源于胃还是胃以外别的脏器）；②肿瘤大小（肿瘤最大直径，单位 cm）；③核分裂象（显微镜观察 5 mm^2 的视野内有多少个肿瘤细胞处于有丝分裂期）。医生通常根据这三个指标将 GIST 的复发转移风险评为极低危、低危、中危和高危四种。GIST 的病理分型较为复杂，普通患者看不懂也很正常，可以直接咨询专业的医生自己的风险等级。

第三节

胃肠间质瘤的治疗方法

Q: 得了胃肠间质瘤怎么治疗?

若在针对其他疾病进行检测的过程中发现无症状小 GIST,可经主治医生评估后施行等待并观察的态度。对于非关键部位的 ≤ 2 cm 的小 GIST,经主治医生评估后,也可采取内镜下剥离手术。大的或有症状的 GIST 通常需要外科手术切除,除非太大或累及太多器官和组织而无法进行外科手术。如果患者的总体健康状况导致外科手术风险太大而无法实施,或者 GIST 可能发生了转移,也会推迟或避免实施切除手术。手术切除后,根据病理结果再决定是否需要靶向治疗。

Q: 得了胃肠间质瘤为什么要吃靶向药?

由于 GIST 特殊的肿瘤起源,导致其对传统放化疗都不敏感,GIST 根治术后中、高复发风险者还需要使用靶向药物来巩固手术疗效。由于 GIST 是基因突变导致的恶性肿瘤,切除肿瘤后仍然存在复发风险,靶向药物可以阻断突变基因相应的分子信号通路,起到抑制突变基因的作用,从而减少肿瘤复发转移的风险。伊马替尼是预防 GIST 术后复发的一线靶向治疗药物。这种药物也用于术前缩小肿瘤、无法手术,以及控制复发的 GIST 的情况。

Q: 胃肠间质瘤靶向药需要吃多久，什么时候能停药?

术后病理评价是"低危"或者"极低危"的 GIST 患者通常不需要口服靶向药物。如果病理评价是"中危"的 GIST 患者，需要口服靶向药物治疗 1 年，其余"中危"和"高危"的 GIST 患者均需要口服靶向药物治疗 3 年。术前或术中肿瘤破裂（往腹腔内破裂，并非消化道腔内出血）的患者，术后辅助时间需要延长。辅助治疗结束停用伊马替尼后，的确发现有些患者仍然有肿瘤的复发，因此目前仍在研究是否选择性地延长一些极高复发风险患者伊马替尼的治疗时间至 5 年或以上。如果口服靶向药物伊马替尼对 GIST 无效或者随着时间的推移对伊马替尼产生耐药性，可能会推荐其他靶向酪氨酸激酶的药物。

Q: 吃靶向药有什么不良反应?

不同的靶向药物不良反应不同，最常用的靶向药伊马替尼在 20 余年的使用当中被证明是一种安全高效的靶向抗肿瘤药物，服药超过 10 年的病例也较常见，因此药物的安全性毋庸置疑。目前，研究证明伊马替尼并不会对肝脏、心脏、肺、肾、骨髓造血等产生严重影响。其他靶向药物比较常见的不良反应有骨髓抑制，表现为白细胞减少、贫血等，还有乏力、皮疹和水肿等。

Q: 胃肠间质瘤吃靶向药有什么注意事项?

每天定时定量服用靶向药是我们保证药物治疗疗效的重要因素，靶向药通常选择早晨服用，因为刚开始服用时经常有恶心甚至呕吐的反应，通常建议和早餐一起服用以减少不良反应。服用靶向药物期间需定期去医院进行血液检查，如果出现白细胞减少，肝功能、肾功能异常，需要及时对症治疗，或听从医生的医嘱对药物减量。如果出现其他不良反应时也需要及时去医院就诊。当然，希望患者能够坚持服药，能够克服药物带来的不良反应，尽可能少服用其他的药物来处理不良反应，因为服用药物的种类越多，可能会对靶向药的疗效或者血药浓度带来更多的影响，影响主要疾病的治疗效果。

Q: 胃肠间质瘤什么时间做手术最好？

一经发现手术指征建议尽早手术，如果肿瘤太大或者肿瘤位于一些人体功能关键部位，如贲门、十二指肠或直肠，则可以在医生的指导下先进行药物治疗，待肿瘤缩小后再进行手术，原则上术前药物治疗时间不超过 1 年。

Q: 患者应该如何向医生询问有关胃肠间质瘤的问题？

患者在就诊时需要了解清楚 GIST 的部位、大小及采取的治疗方式。手术后需要询问复发风险度的分级及基因检测结果，是否需要用靶向药，靶向药的用药时间，以及复查时间间隔。最好能在靶向治疗时期和主治医生保持密切联系。

Q: 胃肠间质瘤患者如何抉择手术治疗还是内镜治疗？

由于 GIST 来源于间质层，内镜下完整切除的难度较大，相当于肿瘤长在西瓜皮上，而内镜下切除是用勺子从中间开始向外挖瓜瓤，有可能挖了半天根本没有挖到西瓜皮。对于来源于胃并且直径 < 2 cm 的 GIST 可以在一些技术水平高的医院选择内镜治

疗，内镜下切除相对于手术切除损伤更小，特别是位于食管或食管胃结合部附近的小 GIST，内镜下切除可以避免外科手术切除带来的创伤，对于高龄、身体状况较差、无法耐受手术切除的患者可以考虑内镜下切除。十二指肠、结肠、直肠的 GIST 一般不建议内镜下切除，小肠 GIST 无法行内镜下切除。因此，手术治疗仍然是 GIST 最常用的治疗方式。

Q: 胃肠间质瘤做了手术后复发了怎么办?

胃肠道间质瘤的复发概率是比较高的，在复发后也会导致一些症状出现，如腹部不舒服、消化不良等，但是具体会出现哪些症状还是要根据复发的位置及复发病灶大小来决定。如果胃肠间质瘤进行治疗之后，有复发的症状出现，首先不要慌张，GIST 复发依然有治疗机会，建议去 GIST 诊疗经验丰富、综合实力强的医院就诊。通过详尽的检查，医生了解清楚肿瘤复发、转移类型后，会结合首次疾病的病理和基因检测结果，来制定后续的治疗方式。针对胃肠间质瘤术后复发治疗的方法有以下几种：手术治疗，消融治疗以及放疗、化疗。胃肠间质瘤复发后及时治疗是非常关键的，虽然胃肠间质瘤很容易出现复发，晚期也有可能出现转移，但是在极低危期进行治疗后，再加上合理地进行控制，可以很好地预防胃肠间质瘤出现复发。

Q: 得了胃肠间质瘤吃中药有用吗?

目前尚无中医等传统医药有抗 GIST 的证据。但是在靶向药物治疗期间，可以根据个人情况去正规中医医院进行辅助调理治疗，以更好耐受靶向药物的不良反应。

第四节

胃肠间质瘤的并发症

Q: 胃肠间质瘤的并发症有哪些?

胃肠间质瘤的并发症类型和严重程度与肿瘤部位和大小有关。

（1）幽门梗阻或肠梗阻。多见于靠近幽门的肿瘤病变，由于肿瘤病变不断发展，导致幽门梗阻或肠梗阻，从而诱发患者出现腹部疼痛、腹胀、恶心、呕吐等临床症状。

（2）出血。主要为肿瘤不断发展，可能出现缺血坏死的情况。另外，由于该病变属于软组织肉瘤类病变，其质地脆，更容易出血。

（3）消化道穿孔。为肿瘤穿破胃肠壁，消化道内容物流入腹腔，患者出现突发的腹部疼痛，出现恶心、呕吐等临床症状。

（4）部分患者可出现病灶转移，也会出现转移部位临床症状。例如，肝转移患者可出现肝区疼痛、腹腔积液、黄疸等情况。

Q: 胃肠间质瘤并发症发生的概率是多少?

因为 GIST 发病率较低，目前尚无权威数据。但是临床上小样本的观察数据提示发生并发症的概率并不低，统计显示30% ~ 40% 的胃肠间质瘤会发生消化道出血。

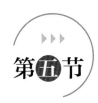

第五节

胃肠间质瘤的预后

Q: 胃肠间质瘤能治好吗?

胃肠间质瘤预后与其分型、大小、侵袭性等密切相关。从原则上来讲,胃肠间质瘤如果不出现转移,在患者首诊的时候肿瘤较小,从治疗效果来讲是可以治愈的。但是胃肠间质瘤如果恶性程度比较高,治愈的可能性就相对来说小一些,除了手术治疗,还有靶向治疗,包括伊马替尼等相关的靶向治疗药物。从目前治疗效果来讲,胃肠间质瘤绝大多数还是可以治愈的。

Q: 胃肠间质瘤会遗传吗?

胃肠间质瘤有一定的遗传背景,但是并不等于父母患胃肠间质瘤,儿女就一定会得间质瘤。其实不仅仅是胃肠间质瘤,所有肿瘤都有一定的遗传背景。如果父母患有此类疾病,则儿女患病的可能性会比普通人要高,但并不等于就一定会患病。GIST 是个体基因突变导致的疾病,具有一定的随机性。

Q: 胃肠间质瘤一般多久能治愈?

胃肠间质瘤是否治愈以及治愈的时间主要与胃肠间质瘤的复

发风险程度相关，如果术后患者病理类型是极低危或者低危的 GIST，手术切除后即可治愈。如果是中危和高危的 GIST 需要靶向治疗 3 年，3 年后仍需要长期随访观察，定期复查，监测肿瘤复发可能。

Q: 得了胃肠间质瘤会影响寿命吗？

病理类型是极低危或者低危的 GIST 几乎不影响寿命。中危和高危的 GIST 需要长期随访观察。在靶向药物问世之前，GIST 根治性手术后 5 年生存率仅为 32% ~ 78%，术后复发率为 45% ~ 90%，尤其是高危 GIST 术后复发率高达 85% ~ 90%。如果胃肠间质瘤无远处转移，也没有周围组织侵犯，5 年生存率可达 93%；如果有周围组织侵犯，其 5 年生存率约为 80%；如果出现了远处转移，其 5 年生存率约为 55%。对患者来说，最重要的是一定要遵从主诊医生的医嘱，按时服药，定期随访，保持健康、规律的饮食和生活习惯，适度进行锻炼。

Q: 得了胃肠间质瘤会影响生活质量吗？

根据胃肠间质瘤的大小、部位、分期、复发风险分级会有不同程度的影响。对生活质量的影响主要由以下几方面导致：①晚期不能手术切除的患者因胃肠间质瘤本身的症状影响生活质量，如腹痛、腹胀、消化道出血等；②手术后需要服用靶向治疗药物，或者初始治疗就已经出现远处转移而需要服用靶向治疗药物的患者，会因为靶向药物的不良反应受到一定程度的影响，如水肿、乏力、恶心、呕吐、电解质紊乱、贫血、皮肤黏膜不良反应、高血压等；③特殊部位的胃肠间质瘤因手术带来的影响，如食管/食管胃结合部的胃肠间质瘤，手术往往会导致贲门功能的缺失，术后可能会出现反酸、胃灼热等不适；十二指肠的胃肠间质瘤，手术一般较大，有部分患者需要行胰十二指肠切除术，术后消化功能可能会受到一定影响；直肠的胃肠间质瘤，如果手术能够保留功能，少数患者可能会出现排便频率等改变，如果手术无法保留肛门功能，则需要行粪便改道手术（造口手术）；④如果胃肠间质瘤较大，部位在胃，手术需要切除较多的胃组织，术后可能会出现体重减轻等问题。

Q: 做了手术、吃了靶向药就能恢复正常吗？

大部分胃肠间质瘤患者按照规范治疗可恢复正常的工作与生活，但建议进行长期的随访观察。应当定期、定点到有间质瘤诊疗经验的中心就诊。

Q: 吃了靶向药/做了手术后还会复发吗？

在靶向药物问世之前，GIST 根治性手术后 5 年生存率仅为 32% ~ 78%，术后复发率为 45% ~ 90%，尤其是高危 GIST 术后复发率高达 85% ~ 90%。一般来说，低危 GIST 10 年无复发生存超过 95%。高危 GIST 术后服用 3 年伊马替尼的 10 年无复发生存超过 50%。

Q: 胃肠间质瘤对婚育有影响吗？

在服用靶向药物治疗期间不建议生育。目前认为如 GIST 已经治愈则不影响婚育。

Q: 小胃肠间质瘤暂时不治疗，会越来越严重吗?

绝大多数小 GIST 恶变可能极低，通常不会有临床症状，仅有不到 5% 小 GIST 可能发生进展，所以需要按照主诊医生的建议，定时按期随访观察。

第六节

胃肠间质瘤的康复

Q: 哪些信号预示着胃肠间质瘤复发?

有腹痛、腹胀、排气（放屁）或大便减少、呕吐等肠梗阻症状，或者在腹部触及肿物，抑或有血尿、腰痛、黄疸、阴道流血等肿瘤侵犯或者压迫症状时，可能预示着 GIST 的复发。但一般来说，胃肠间质瘤复发的症状较为隐蔽，因此建议胃肠间质瘤患者严遵医嘱，进行规律的定期复查。

Q: 突发不适 / 症状加重怎么处理?

如果术后出院后有任何不适症状时建议及时就近就医。如果出现剧烈腹痛、呕血、便血、大量黑便、头晕、喘憋、意识丧失等建议急诊就诊。在靶向药物治疗期间，根据服用药物的不同会出现不同的不适症状，服用伊马替尼的患者可能出现水肿、恶心、呕吐、腹泻、骨髓抑制、疼痛性肌痉挛、肌痛等不适；服用舒尼替尼的患者可能出现白细胞减少、疲乏、手足综合征、高血压、蛋白尿等不适；服用瑞戈非尼的患者可能出现手足综合征、高血压、蛋白尿等不适；服用阿伐替尼的患者可能出现恶心、乏力、贫血、眶周水肿、认知障碍、颅内出血等不适；服用瑞派替尼的患者可能出现脱发、疲乏、恶心、高血压等不适。靶向治疗有些不良反应是可逆的，可以控制，但严重不良反应可能使患者不耐受，导致治疗中断甚至危及生命。因此，建议出现不适的患者记录好不适/症状发生的时间、程度，到医院复诊时向医生详细报告，严遵医嘱处理相关不适/症状，进行合理的生活指导。如不适/症状突然加重、难以耐受，需要及时就医，必要时急诊就诊。

Q: 得了胃肠间质瘤，吃什么可以帮助康复?

饮食需要富含铁，避免贫血。同时需要补充维生素，提高免疫力。减少暴饮暴食，尽量不要喝酒。以容易消化的饮食为主，避免刺激性食物。如果能够正常进食，每日食物种类尽量在 12 种以上，做到荤素搭配。如果胃肠功能允许，应粗细搭配，粗杂粮占 1/3 左右。患者需要保证优质蛋白的摄入，食物中优质蛋白的选择顺序为优选鸡蛋、牛奶、鱼、海产品，其次为白肉、红肉，最后为豆类制品。少用或尽量不用肥肉、油炸食品等高能量密度的食物，以及火腿、腊肉等加工类肉食。豆类蛋白也属于优质蛋白，可适量选择。脂肪补充可选用橄榄油、芝麻油、豆油等不饱和脂肪酸含量丰富的植物油，少用或禁用猪油、黄油等饱和脂肪酸丰富的食用油。建议增加新鲜蔬菜水果的摄入。推荐每日食用 500 克以上的蔬菜，尤其是十字花科蔬菜，如白菜、甘蓝、萝卜，以及菌菇等菌类。同时，食用 200 ~ 300 克的水果。限制精制糖的摄入，减少饮料、甜食等糖分的摄入。

此外，对于伊马替尼这个药物，建议餐中服用，用药后再喝一大杯水，能减少药物在胃里的滞留时间，稀释药物浓度，减少对胃黏膜的刺激。另外，在服用伊马替尼的过程中需要要避免食用葡萄柚，葡萄柚的成分会影响细胞色素酶 p450 的代谢，进而影响到伊马替尼的代谢和吸收。此外，葡萄、石榴、阳桃也可能会影响细胞色素酶 p450 的代谢。

Q: 得了胃肠间质瘤，有必要吃保健品吗？

不建议常规吃保健品。如果进食困难，或吸收功能障碍，每日进食量难以满足生理需求，可以尝试使用肠内营养制剂，建议营养科就诊后制定合理营养支持方案。如果长期贫血，可补充铁剂。

Q: 胃肠间质瘤康复后需要多久进行复查？

（1）低危患者：前 5 年每半年随访 1 次，之后每年随访 1 次。

（2）中高危患者：前 3 年需要每 3 个月随访 1 次，第 3 ~ 5 年调整为每半年随访 1 次，之后每年随访 1 次。

（3）晚期患者：每 3 个月随访 1 次。

（4）术前治疗患者：每 2 ~ 3 个月评估 1 次疗效。具体随访项目，请谨遵医嘱。复查最好到有丰富 GIST 诊疗经验的专业门诊进行。

第七节

胃肠间质瘤的生活指导

Q: 胃肠间质瘤患者出院前，家里应该做什么准备吗？

准备可口、好消化、高蛋白的饮食，使患者体重尽量恢复到术前水平。适当的体育活动，以增强体质提高免疫水平。科学的心态面对肿瘤，在积极治疗的基础上尽快恢复生活状态，保持乐观心态。

Q: 胃肠间质瘤的慈善项目如何办理？

（1）格列卫援助项目

在中华慈善总会网站——格列卫患者援助项目（https://www.gipap.org.cn/html/TIPW.html）里查找并按要求准备相关资料。项目面向 c-kit 阳性，不可切除（不可手术）和（或）转移的恶性胃肠道间质肿瘤的患者（18 周岁以上）。

援助计划类型：对自愿申请加入项目，且符合医学和经济标准的患者进行格列卫药品援助，援助模式分为两种：①病前低保患者：经项目医务志愿者医学评估为符合格列卫适应证的病前低保患者，对其提供免费格列卫药品援助。在以后每年的抽查中如发现经济状况不符者，将取消援助。②非低保患者：经项目医务志愿者医学评估为符合格列卫适应证的非低保患者，以格列卫治疗年（12 个月）为周期，患者自费使用前 4 个月的格列卫药品，经项目办审批通过后，对符合援助条件的患者援助后 8 个月的格列卫药品。

申请流程：

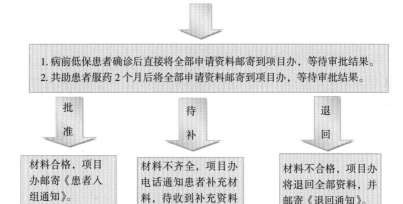

（2）舒尼替尼援助项目

在中国癌症基金会网站（www.cfchina.org.cn/list.php？catid=205）里查找并按要求准备相关资料。项目面向伊马替尼治疗失败或不能耐受的胃肠间质瘤（GIST）患者，且经济条件为符合医学条件的贫困或因病致贫、因病返贫的中国大陆患者。

（3）瑞派替尼援助项目

在中国初级卫生保健基金会（http://qlxb.huanzheyuanzhu.cn/index.html）里查找并按要求准备相关资料。该项目于 2021 年 5 月启动，援助药品发放完毕，项目自动结束，将不再接受患者申请。

（4）瑞戈非尼、阿伐替尼目前无针对胃肠间质瘤的援助项目。

Q: 胃肠间质瘤患者如何选择医院和医生？

GIST 是一种少见病，部分医院和医生经验相对不足。为此，中国临床肿瘤学会胃肠间质瘤专家委员会联系国内 GIST 诊疗经验丰富的单位，构建了 GIST 诊疗地图，患者可以通过"CSCO 胃肠间质瘤诊疗规范和创新协作网"这个小程序了解最近区域最权威的医院和医生。

Q: 胃肠间质瘤的常规诊疗流程

首先建议就诊于诊疗经验丰富的医院。有消化道症状的患者往往需要接受胃肠镜检查，或超声内镜的检查，通常需要通过腹部盆腔增强 CT 扫描来明确 GIST 的临床分期，再根据 CT 结果来制定相应的手术方案。对于需要靶向药物治疗的类型，病理检查和基因检测是必须要完成的。

Q: 胃肠间质瘤相关的医疗保险和商业保险的购买和报销

国家基本医疗保险对于胃肠间质瘤的诊疗所需的手术和常规药物均有不同比例的报销，报销比例根据医保类型及药物类型而有所区别。商业保险不在科普范围内，请咨询保险公司。

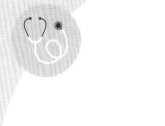

▶▶▶ 第二章

胃癌

第一节

快速了解胃癌

Q: 什么是胃癌?

胃癌是起源于胃黏膜上皮的恶性肿瘤。像其他的恶性肿瘤一样,胃癌也是由于机体细胞失去正常调控,过度增殖而引起的疾病。发生在胃的恶性肿瘤不仅有胃癌,还有胃肠间质瘤、神经源性肿瘤等,但由于组织学起源不同,它们都不能被称为胃癌。

Q: 胃癌有哪些表现?

早期的胃癌没有特异性的症状,通常到了中晚期才会被注意到。像胃痛、胃胀、早饱感、食欲下降等都可能提示胃的病变,还有贫血、体重下降等全身症状也可能是由胃恶性肿瘤引起的。到了晚期,肿瘤持续发展,还可能有出血、梗阻等表现。

Q: 胃癌早期症状有哪些?

胃癌早期可能出现腹胀、恶心、呕吐、反酸、胃灼热、早饱感等不适症状,其中早饱感指的是进食较少时就感到饱腹,甚至出现腹胀、腹部不适等症状。但早期胃癌可能出现的这些不舒服经常被忽略。另外值得注意的是，出现这些症状并不特异，绝不意味着就罹患胃癌，胃炎、胃溃疡、消化不良等功能性疾病也可能有上述表现；当出现这类不适症状的时候，可以选择在胃肠外科、消化内科等相关科室就诊，完善检查，明确诊断。

Q: 胃癌晚期症状有哪些？

胃癌相对发展的时候常会出现进行性加重或不缓解的腹痛，有时会出现肿瘤破裂出血导致的呕血、黑便，因为肿瘤或肿大淋巴结压迫导致的胆道梗阻及黄疸，或当肿瘤位于贲门胃底时导致吞咽困难的症状，抑或幽门部肿瘤增大导致呕吐隔夜食物等幽门梗阻症状。在胃癌的持续发展过程中，患者会有比较明显的全身症状，如经常性体重下降、贫血等消耗症状。

Q: 胃癌怎么分期？

像其他的恶性肿瘤一样，胃癌的分期主要有三个评价维度，即国际抗癌联盟及美国癌症联合委员会胃癌 TNM 分期系统。三个评价维度分别是肿瘤在胃壁局部的浸润情况、淋巴结转移情况和远处转移情况。其中，胃壁局部浸润情况即 T 分期（肿瘤分期），代表的是癌肿在胃壁黏膜层、黏膜下层、肌层、浆膜层的局部浸润深度；淋巴结转移情况即 N 分期（淋巴结分期），代表的是胃癌常规引流区域内阳性淋巴结情况；而远处转移情况即 M 分期（远处转移分期），包括评估肝、肺、骨、腹膜、非区域淋巴结等处的转移情况。

Q: 胃癌是怎么引发的?

胃癌的发生是多因素、多阶段的过程,与遗传背景、幽门螺杆菌感染、不良的饮食习惯和不健康的生活方式都息息相关。通俗地说,当直系亲属是胃癌等消化道肿瘤患者时,罹患胃癌的概率会大大增加;而幽门螺杆菌感染可能导致胃黏膜的炎症、免疫环境的改变,引起胃黏膜的肠化生、异型增生,所以幽门螺杆菌的根治是胃癌最有效的预防因素;与其他恶性肿瘤一样,吸烟、饮酒、长期摄入腌制熏制食物等不良生活习惯都有可能导致胃癌发生概率增加。通过这三个维度的评价,可以客观了解胃癌属于早期、进展期还是晚期,从而决定治疗方案,预测预后。

Q: 胃痛是不是胃癌?

胃痛不一定是胃癌。胃痛,即上腹部疼痛,可能由各样疾病导致。像胃炎、胃溃疡等胃的良性疾病和胆囊炎、胰腺炎等非胃部疾病都可能表现为上腹部疼痛,乃至急性心肌梗死、主动脉夹层等非消化系统疾病也可能出现上腹部疼痛的表现。而就像前文所述,胃癌在不同发展阶段有不同的临床表现,也不一定表现为腹痛。

Q: 饮食和胃癌有什么关系?

不良的饮食习惯可能导致胃癌的发生。长期食用高盐、熏制或油炸食品的人群中胃远端癌发病率高。究其原因,目前研究认为是与摄入较多亚硝酸盐、真菌毒素、多环芳烃化合物等致癌物或前致癌物含量较高的食物有关。同样,一些特殊食物的摄入也可能会起到降低胃癌发生的作用，如食用坚果等含有多不饱和脂肪酸的食物等可防止胃癌的发生。

Q: 长期抽烟会导致胃癌吗？

香烟中尼古丁等成分是明确的致癌物，有可能增加慢性萎缩性胃炎的肠上皮化生及不典型增生的发生概率，因此吸烟也被认为和胃癌的发生有关。有临床研究结果揭示吸烟者较不吸烟者可能增加 50% ~ 60% 胃癌发生的危险性，尤其是弥漫浸润型胃癌的发生。也有研究显示，罹患胃癌的危险度与累计吸烟量呈正相关，而戒烟可以降低胃癌发生风险。

Q: 喝酒会导致胃癌吗？

饮酒也与胃癌的发生相关，乙醛等酒精代谢产物具有细胞毒性，刺激损伤胃黏膜上皮细胞，继而导致炎症、细胞修复和再生。在修复过程中，上皮细胞可因生长快失去控制而出现癌变。临床研究显示，尤其是在亚洲人群中，饮酒更是胃癌的特殊易感因素。这是由于亚洲人群中乙醛脱氢酶 2 突变十分普遍，这一特殊酶的失活导致饮酒后"脸红"，也意味着更多的乙醛等毒性代谢产物的堆积。

Q: 不良的心理情绪和胃癌有关系吗？

精神心理因素也有可能影响胃癌的发生，长期的焦虑、紧张、精神压力和抑郁会导致人体内分泌、免疫等系统紊乱——激活交感神经和增加肾上腺髓质激素的释放、抑制副交感神经和乙酰胆碱的释放，减少 T 细胞、B 细胞，降低人体免疫力，最终促进癌症的发生。

Q: 胃病会发展成胃癌吗?

有一些胃病有发展为胃癌的风险。如慢性胃炎，尤其是慢性萎缩性胃炎，被称为胃癌的背景性疾病，其伴有的肠化生、细胞异型增生与胃癌的发生存在密切关系，癌变率为 1% ~ 3%。

Q: 胃溃疡会不会发展成为胃癌?

胃溃疡有良、恶性之分，良性的胃溃疡是各种因素造成的胃酸分泌过多、胃黏膜保护作用减弱等导致的，可能表现为上腹部疼痛和吐血。良性的溃疡也有 10% 左右的癌变概率，这是因为溃疡边缘上皮细胞反复破坏与黏膜修复再生、化生、不典型增生，随着时间的延长，就增加了癌变的可能性。

Q: 胃酸过多会得胃癌吗?

胃酸的分泌在正常情况下是有规律且适度的，和胃黏膜的自身保护机制可以达到平衡。当幽门螺杆菌感染、辛辣食物等因素引起胃酸分泌过多，超出胃黏膜的保护作用时，就有可能出现胃黏膜的损伤，进而发展为溃疡和癌变。

Q: 经常呕吐会得胃癌吗?

一般来说，呕吐不会导致胃癌，消化道黏膜的修复与重建是很迅速的，呕吐导致的黏膜损伤极少能超过胃黏膜的再生能力。

但胃癌，尤其是晚期的、胃窦及幽门部的恶性肿瘤，有可能表现为呕吐，这是肿瘤造成的梗阻、排空障碍导致的。

Q: 怎么看胃癌的分期?

当胃癌限于黏膜及黏膜下层、没有淋巴结或远处器官转移时，可以被认为是早期的胃癌，这时有一部分的胃癌不需要接受外科手术，而可以在内镜下得到根治。但当胃癌浸润到胃壁的肌层、浆膜层，或存在淋巴结、远处器官转移时，则考虑为中晚期胃癌，有外科手术机会的患者可以接受根治性的手术治疗；而评估后需要放疗、化疗、靶向治疗、免疫治疗等综合治疗才能达到最大获益的患者则应尽快接受针对性的综合治疗。

Q: 什么是幽门螺杆菌?

幽门螺杆菌是一种螺旋形、微厌氧的细菌，是一种革兰阴性杆菌，该细菌生存能力极强，能够在强酸性环境中生存，是目前发现的唯一能够在胃里面生存的细菌。目前认为世界范围内有超过一半的人感染了幽门螺杆菌，它可能通过接触感染者的唾液、呕吐物或粪便传播，食用受污染的食物或水也会感染。

Q: 幽门螺杆菌会导致胃癌吗?

早在 1994 年，世界卫生组织就将幽门螺杆菌列为一级致癌物。它所分泌的一些有害物质，如空泡细胞毒素 A 等会破坏胃黏膜，诱发胃的炎症反应及免疫环境改变，继而引起肠上皮化生、异型增生，最终演变成胃癌。

Q: 有幽门螺杆菌感染怎么预防胃癌?

治疗幽门螺杆菌感染被认为是预防胃癌最可靠的方法之一。不论什么时候,只要发现感染,就需要进行根除。尽早使用质子泵抑制剂、抗生素、胃黏膜保护剂等药物的三联或四联疗法,定期复查,注意饮食卫生,就可以做到对胃癌的预防。

Q: 治疗幽门螺杆菌感染能否预防胃癌?

幽门螺杆菌被认为是影响胃癌发生及环境中的重要可控因素之一,根除幽门螺旋杆菌是预防胃癌的有效措施。多项临床研究结果表明,根除幽门螺杆菌可以使人群胃癌发病率降低30% ~ 50%。

Q: 胃癌会遗传吗?

胃癌不是一种遗传病,通常胃癌与饮食因素、吸烟饮酒等生活习惯、幽门螺杆菌感染及萎缩性胃炎等癌前病变有关。研究也发现,胃癌确实具有一定的家族聚集现象,也就是说遗传因素会导致胃癌发病率升高。如果家族中有胃癌患者,特别是自己的直系亲属患有胃癌,那么您的胃癌风险会比别人高很多,更应该尽早开始定期胃镜检查,以及时诊治。

Q: 胃癌有传染性吗?

胃癌不会传染,但是导致胃癌的高风险因素——幽门螺杆菌可能会在人与人之间传播。因此为了预防感染幽门螺杆菌,建议您做好以下几点:第一,勤洗手,做好手卫生,避免病从口入;

第二，外出聚餐备好公筷或者采用分餐制，避免聚集感染；第三，如果有家人感染，一起吃饭的时候尽量采用分餐制，避免共用碗筷；第四，定期检查，如果发现幽门螺杆菌感染，应及早治疗。

Q: 年轻人该怎样警惕胃癌？

胃癌不是中老年人独有的疾病，年轻人同样也可能得胃癌，因此年轻人需要提高对胃癌的认识，通过改善生活习惯来预防胃癌，并且定期检查，及时治疗癌前疾病。如果一旦得了胃癌，也要调整心态，积极面对，早发现早治疗，根据病情采取各种综合治疗方法，提高治愈率。

Q: 如何预防胃癌？

（1）良好的生活习惯。少吃或不吃腌菜，腌菜中含有大量亚硝酸盐，在胃内适宜酸度或细菌的作用下能合成亚硝胺类化合物，具有很强的致癌性；不吃或少吃烟熏和油煎食物；不吃霉变的食物；不吸烟、少饮酒，烟雾中含有苯并芘、多环芳香烃等多种致癌物，所以吸烟是食管癌和胃癌的病因之一。

（2）幽门螺杆菌感染是胃癌发生的重要病因之一，对于有癌前疾病者，根除幽门螺杆菌可能部分预防其胃癌发生。

（3）积极治疗各种癌前疾病。

（4）定期进行相关筛查，早发现、早诊断、早治疗。

Q: 胃癌最先转移到哪些器官？

胃癌主要有四种方式转移：直接浸润、淋巴转移、血行转移和腹腔种植转移。直接浸润可侵犯包括肝、胰腺、结肠、脾脏等邻近脏器；淋巴转移可转移到周围淋巴结和远处淋巴结；血行转移可转移到肝、肺、脑、骨等器官；腹腔种植转移可转移到包括大网膜、腹膜、结肠、小肠等全部腹盆腔脏器表面。

Q: 胃癌晚期要怎么控制饮食？

胃癌晚期应根据患者具体情况调整饮食，比如，是否存在梗阻、穿孔等影响消化道通畅性或连续性的情况。建议您在主诊医生指导下调整饮食，一般来讲，建议进食软食或流食以避免梗阻，同时尽可能保证患者每日热量和蛋白质需要，以增强身体免疫力。

Q: 如何发现早期胃癌？

早期胃癌指的是胃癌仅限于胃的黏膜和黏膜下层，未侵犯肌层，无论其范围大小和是否有淋巴结转移。我国是全球胃癌高发的国家，而且大部分患者都发展到胃癌进展期或晚期才到医院就诊。而早期胃癌可以通过胃镜或者微创手术治疗，创伤小，并且它的预后相对较好。那么早期胃癌如何发现呢？一般建议您 40 岁以后每 1 ~ 2 年常规进行胃镜检查，可以及时发现早期胃癌。

第二节

确诊胃癌的方法

Q: 怀疑胃癌需要做哪些检查?

如果您怀疑自己得了胃癌,您需要立即前往附近医院就诊,根据不同医院科室的不同规划,通常需要到胃肠外科、消化内科或者普通外科就诊,在医生的指导下完善检查,通常需要完善胃镜、CT 和血液检查。

Q: 检查胃癌要花多少费用?

根据不同地区的收费标准以及您的病情不同,检查胃癌通常需要几千元到一万元的费用。

Q: 胃癌术前要做哪些检查?

如果您确诊胃癌,通常需要在专业的医生指导下进行综合治疗,治疗方案可能包括手术、化疗等。为了给您的个性化治疗提供依据,一般需要完善几项专科检查,通常包括胃镜、全身增强CT 和血液检查,必要的时候会需要完善 PET-CT 检查。同时如果需要手术的话,还需要完善包括血常规、血型、凝血、血生化、感染指标、心电图、心功能、肺功能等在内的多项术前常规检查。

Q: 胃癌患者考虑复发需要做哪些检查?

如果您是胃癌患者,并且接受过胃癌的根治治疗,在治疗后您需要在医生的指导下终身定期复查。一般来讲,通常需要完善的检查包括胃镜、全身增强 CT、血肿瘤标记物等检查。

Q: 做胃镜可以检查出是不是胃癌吗?

是的,如果您担心自己得胃癌,胃镜检查是最直接、有效、经济的办法。胃镜可以直接观察胃黏膜,同时对可疑的胃内病灶进行活检,并通过病理检查确定是否患有胃癌。并且,多数胃镜检查可以同时检查胃内幽门螺杆菌情况,可以说是一项多种回报的检查。

Q: 怎么看懂胃镜报告?

胃镜报告通常是胃镜室提供给您的主诊医生的专业报告,它的主要内容分为三个部分:①检查所见。这部分内容是胃镜医生通过胃镜对看到的食管、胃、十二指肠等结构的客观描述,如果有胃镜下操作,也会在这部分得到体现。②胃镜照片。这部分内容是胃镜医生在胃镜下采集的大体照片,通常会有图片标题标注照片对应的位置和内容。③诊断结论。这部分是胃镜医生根据胃镜所见得出的胃镜诊断。

您可以直接阅读胃镜报告的结论部分,结合病理报告可以简单了解胃镜结果,之后根据胃镜报告,向自己的主诊医生咨询后续治疗建议。

Q: 做胃镜检查痛苦吗?

做胃镜检查会有一定的不适,但是通过主动配合医生的操作可以减轻不适。

第一,需要您在医生的指导下服用消泡剂和咽部局麻药,这样可以最大限度地减轻咽部的不适,同时帮助胃镜清楚观察胃壁。第二,如果您有抽烟喝酒的习惯,需要在检查之前戒烟戒酒至少1周,这样也可以减轻咽部的不适。第三,在进行胃镜检查的时候,需要您主动配合医生做好左侧卧位,同时双手抱于胸前、双腿屈曲,全身放松。第四,进镜时需要您放松咽部,就像吃面条一样主动做吞咽动作,这样可以很好地减轻进镜时的恶心感。第五,做胃镜时会向胃内充气,这时会有腹胀、恶心的感觉,您可以主动做深呼吸减轻不适感,同时尽量不要打嗝,避免重复充气。最后,整个胃镜检查大约需要10～15分钟,请您尽量坚持,坚持就是胜利!

如果觉得自己实在难以忍受胃镜检查的痛苦,您还可以选择做无痛胃镜。

Q: 肿瘤标志物高就一定是胃癌吗?

不一定,比如,某些慢性炎症、肠道憩室、结肠炎等,也会出现肿瘤标志物升高。临床上需要结合患者情况综合考虑,必要时选择进一步检查。如果您的体检报告提示某种肿瘤标志物升高,还是建议您到医院就诊,向专业的医生咨询。

Q: 糖类抗原 125 高是什么意思?

糖类抗原 125（CA125）是肿瘤标志物的一种，它的升高可见于卵巢癌、输卵管癌、子宫内膜癌、肺腺癌以及胃肠道腺癌等，因此当发现这项指标高于正常时应完善检查以明确是否患病。但其只是一项辅助诊断的指标，并不是恶性肿瘤确诊的指标，只是用于监测恶性肿瘤的病情变化，评估治疗的效果以及预测预后。

胃癌不是一种遗传病，但具有一定的家族聚集现象，同时也有 5% ~ 10% 的胃癌与家族遗传有关。

第三节

胃癌的治疗方法

Q: 胃癌的治疗方法有哪些?

根据疾病的严重程度,胃癌的治疗方法有所不同。对于早期胃癌,可通过胃镜进行内镜下切除,约90%以上的患者可痊愈;进展期胃癌,也就是尚未发现远处部位转移,以手术治疗为主,术后可能需要进行辅助化疗,手术治疗是胃癌最有效的治疗方法;晚期胃癌,可进行化疗、靶向治疗、生物学治疗、中医中药治疗等,如患者出现梗阻、出血、穿孔症状,根据情况也需要手术或者内镜下治疗。

Q: 胃癌手术方式有哪些?

胃癌手术方式有根治性手术、短路手术和姑息性手术。根据肿瘤分期,采取不同方式。

(1)早期胃癌:可以选择内镜下切除肿瘤,该方法仅适合早期表浅的病灶,不适合浸润层次较深甚至有淋巴结转移的患者,因此术前要进行准确评估。

(2)进展期胃癌:也就是尚未发现远处转移的胃癌患者,需要进行根治性手术,手术切除范围包括部分胃或者全胃,同时需要清扫胃周围的淋巴结，有时候为了彻底切除肿瘤，还需要同时切除脾脏、部分胰腺、横结肠等脏器，以免癌细胞浸润到这些地方而造成复发转移。

（3）晚期胃癌：晚期胃癌患者如果出现梗阻症状，可能需要将梗阻近端的胃和远端的肠管连接在一起，也就是短路手术，以恢复患者饮食；如果晚期患者出现了穿孔或者出血，可能需要切除部分胃，以改善患者症状，挽救生命。

Q: 胃癌做手术需要切胃吗？

胃癌根治性手术需要切除胃，切除的范围根据肿瘤生长的位置决定。如果肿瘤位于胃的远端，那么需要切除远端胃的 2/3 ~ 4/5，保留近端的一部分胃；如果肿瘤位于胃的中间或者上部，可能需要切除全部的胃；如果肿瘤位于胃的上部，同时肿瘤分期特别早，也可以切除近端的胃，保留部分远端的胃。需要注意，切除的胃不能再重新生长。

Q: 胃切除后有什么影响和后遗症？

胃切除后对患者的影响及后遗症分为早期和远期两方面，早期可能会出现术后出血、吻合口瘘、肠梗阻、胃肠吻合口梗阻等；远期会有碱性反流性胃炎、倾倒综合征、肠道运动障碍等。建议患者及时去医院就诊，明确诊断后，对症处理。

早期影响和后遗症：

（1）术后出血。多是由术中止血不彻底、吻合口黏膜坏死等导致吻合口出血。

（2）吻合口瘘。通常是由术后感染或者吻合口愈合不佳导致。

（3）肠梗阻。可能是手术后并发肠粘连导致，也有可能是胃癌复发导致的。

（4）胃肠吻合口梗阻。多数的胃切除患者术后容易出现饱腹感，以及慢性腹痛、持续恶心、间歇呕吐、体重下降等情况。

远期影响和后遗症：

（1）碱性反流性胃炎。胃切除后可能会发生十二指肠－食管反流的并发症，进而可能会导致食管炎的发生。

（2）倾倒综合征。早期患者在进食后可能会出现餐后心动过速、出汗、低血压、腹痛等症状，多在摄入高糖和奶制品等后发作。主要是因为胃存储功能丧失，导致高渗食物快速进入小肠，引起细胞外血液快速进入肠腔中，血容量下降而导致的。

（3）肠道运动障碍。在胃切除后会损伤迷走神经而改变肠道运动的机制，严重者可能会出现肠道运动失调。

（4）其他。胃切除后可能会影响肠道运动、胃酸的分泌，从而可能会导致小肠内细菌过度生长，表现为腹痛、腹泻、营养不良等。另外，胃切除后如果残胃黏膜发生萎缩，少部分患者可能会出现残胃癌。

Q: 胃癌患者切胃后还能正常吃饭吗？

胃癌患者切除胃后，可以吃饭，但是饮食方面要注意调整，少量多餐，食物要选择精细，而且每次吃饭时要细嚼慢咽，用口腔功能代替胃的部分功能，不可以吃得过快，这样才有利于肠道更好地吸收食物。

Q: 胃癌术后胃疼怎么办?

胃癌术后出现胃疼,最好寻求手术医生的帮助,明确原因,可能的原因有胃食管反流、吻合口炎、反流性胃炎、消化不良、肠梗阻等,根据不同情况在医生指导下用药,切忌盲目自行用药。

Q: 胃癌患者术后总是拉肚子怎么办?

胃癌患者由于进行了胃的切除和消化道的重建,术后可能出现拉肚子。如果排除了化疗导致的腹泻或者吃了不干净的食物导致的急性胃肠炎,拉肚子最常见的原因是患者进食较多或者进食油腻食物,导致肠道不耐受。首先调整饮食,少量多次,每次食量半分饱,每日进食 5 ~ 7 次,充分咀嚼,严重者可以口服蒙脱石散或双歧杆菌乳杆菌三联活菌片,或者在医生指导下口服盐酸洛哌丁胺胶囊,但需注意剂量及时间,否则易导致肠梗阻。

Q: 胃癌转移还可以手术吗?

胃癌转移的主要治疗方式是化疗,通过化学药物杀伤肿瘤细胞,但是对于腹腔转移、腹腔积液的患者,为了控制腹腔积液,可以进行减瘤手术并进行腹腔温热灌注化疗,改善患者症状。对于某些单发的肝脏转移病灶,如果能够彻底切除,可以选择手术,如果不能切除,也可以选择射频消融治疗。

Q: 什么是腹腔镜胃癌切除术?

腹腔镜手术是胃癌微创手术的一种,近年来技术逐渐成熟。手术在腹壁上穿刺0.5 ~ 1.2 cm的小孔,其中一个孔放置摄像头,相当于外科医生的眼睛，另外的小孔可以插入长钳、超声刀等器械，相当于延长的外科医生的双手，然后进行手术操作。腹腔镜手术对于早期和部分进展期的胃癌具有良好的优势，术后患者疼痛会明显的减轻，术后恢复快，住院时间短。

Q: 治疗胃癌的药物有哪些?

胃癌治疗药物总体可以分为化学治疗药物、靶向治疗药物和免疫治疗药物。

（1）化学治疗药物，主要包括以下几类：氟尿嘧啶类，如氟尿嘧啶、替吉奥，卡培他滨等，这类药物为消化系统肿瘤主要药物；铂类，目前以奥沙利铂为主，为胃癌治疗方面比较有效的铂类制剂，其他的铂类制剂(如顺铂和卡铂)使用相对较少，铂类制剂副作用常见恶心、食欲减退等；紫杉醇类，如紫杉醇和多西他赛等，紫杉醇类的不良反应是骨髓抑制和脱发等。

（2）靶向治疗药物：靶向药物主要有曲妥珠单抗和抗血管生成药物两大类，目前国产阿帕替尼药物，已获得胃癌适应证。

（3）免疫治疗药物：人体自身对肿瘤细胞有识别和杀伤作用，只是在肿瘤发展过程中，抑制了人体自身的这种作用，免疫治疗可以解除这种抑制，增强人体自身免疫系统对肿瘤细胞的识别能力，利用自身免疫细胞杀灭肿瘤。较常见的为 PD-1 单抗，患者应根据不同药物品种、自身治疗目的，进行相应选择。

Q: 胃全切后反酸很严重怎么办?

胃是产生胃酸的主要场所，但是很多全胃切除后患者也会出现反酸症状，具体原因并不明确。夜间睡眠时半卧位，少吃多餐，避免辛辣刺激食物，口服通便药物，或者服用铝碳酸镁、抑酸药物，以上方法可能会改善一定的症状。

Q: 胃癌术后化疗呕吐怎么办？

恶心、呕吐是化疗期间最常见的不良反应。化疗后出现的恶心和呕吐通常在 1 ~ 2 日内好转，但部分患者的症状会持续到化疗后 3 ~ 4 日，这取决于化疗药的类型、剂量和治疗计划。如果化疗可能导致恶心和呕吐，医生会在治疗前给您用药，以起到预防作用。

即使感觉良好，也要使用医生开具的药物来预防恶心和呕吐，最好是防患于未然。务必摄入足量的液体以防脱水。脱水发生于身体丢失大量水分时，可导致尿液呈深黄色，患者口渴、疲倦、头晕或意识模糊。治疗后等待至少 1 小时再进食或饮入液体，化疗当日可以安排 5 ~ 6 餐，每餐少量进食，尤其是感到恶心时。如果感到恶心，应避免摄入辛辣、油腻或量大而难以消化的食物。

Q: 化疗期间总是发热怎么办？

化疗期间如果出现反复发热，首先及时就医，一般会先停止化疗，查明引起发热的原因。化疗期间的发热最常见的是各种感染导致的，如细菌、病毒、支原体、衣原体和真菌等引起的感染，都可以引起高热的表现。部分患者在化疗后白细胞降低，抵抗力下降，可能会出现条件致病菌感染，治疗时应升高白细胞，同时使用敏感抗生素。

另外，部分患者化疗期间反复发热是化疗导致肿瘤细胞大量坏死，坏死物质吸收所引起的癌性发热，这时候可以给予对症的退热治疗。

Q: 化疗期间停经怎么办？

停经是化疗药物常见的不良反应。在化疗期间，有些女性可发生完全性卵泡耗竭和永久性卵巢衰竭，而另一些女性则可能在治疗期间暂时性闭经，但其卵巢功能、月经周期和生育力可在化疗结束后数月至数年恢复。如果有生育要求，建议在化疗前咨询生殖专业的医生进行相关的预防和处理。

Q: 白蛋白紫杉醇化疗后小腹刺痛坠胀正常吗？

白蛋白紫杉醇化疗后可能会出现腹痛，可能与化疗药物引起的肠道功能紊乱或者暂时性感觉神经毒性有关，大多数在停止治疗后 1 个月内改善。

Q: 胃癌晚期肠梗阻怎么办？

胃癌晚期患者肠梗阻病因复杂，包括原发肿瘤或局部肿瘤复发引起腔内梗阻，以及累及肠道和（或）邻近肠系膜的腹膜转移瘤造成外部压迫。肠梗阻可能进展缓慢且隐匿，也可能进展迅速，引起危及生命的严重并发症，如肠缺血、肠梗死、肠穿孔、腹膜炎。因此，需要及时就医进行诊治。

Q: 胃癌晚期疼痛怎么缓解？

胃癌晚期疼痛需要记录使用的药物、使用后疼痛缓解的程度以及疼痛缓解的持续时间。医生可根据这些信息来更好地治疗疼痛。医生通常先使用非阿片类药物，治疗轻度癌性疼痛，主要药物有阿司匹林、对乙酰氨基酚等，可酌情应用辅助药物。如果效果不佳，使用阿片类药物，包括吗啡、盐酸羟考酮和芬太尼等。

　　如果您即使没有疼痛，也应按处方使用药物。治疗的目标是持续控制疼痛，而不是仅在疼痛发作时才进行治疗。如果没有感到疼痛，表明镇痛药正在发挥作用。如果药物不能充分缓解疼痛，或者药效不能持续足够长的时间，告知医护人员。医生可增加药物剂量、增加用药频率或开具其他药物。阿片类药物可引起一些不良反应，常见便秘、嗜睡和恶心。如果出现任何不良反应，请告知医护人员，他们可处理不良反应或调整药物。如果药物无法充分缓解疼痛，请与医护人员讨论其他可能的方法。根据症状和疼痛原因，医护人员可能推荐某种操作，包括在疼痛区域注射药物，或者"损毁"支配疼痛部位的神经。

第四节

胃癌的康复

Q: 喝什么茶可以养胃？

中国是茶叶的故乡，有着悠久的饮茶历史，有诸多偏方认为茶有养胃的功效。但是，目前暂时没有临床研究数据证实饮茶可以养胃。相反的，茶叶中的咖啡因对人体的中枢神经系统有明显的兴奋作用。饮茶尤其是饮浓茶，会使大脑过度兴奋，影响休息；同时，长期嗜饮浓茶可能会造成钙质缺乏，进而导致骨质疏松。这对胃癌患者的康复都是不利的。因此，胃癌患者应适当减少茶水的摄入。

Q: 胃癌患者可以吃海参吗？

可以。胃癌患者应当以高蛋白、高膳食纤维饮食为主。海参中含有较丰富的蛋白质和微量元素，可以给患者补充营养。但是我们建议患者注意少食多餐，注意清洁饮食。

Q: 胃癌患者可以吃牛羊肉吗？

可以。大众往往认为牛羊肉是所谓的"发物"。在汉语词典中，发物是指富有营养或有刺激性，特别容易诱发某些疾病或加重已发疾病的食物。从医学的角度讲，可能是"发物"中的组织胺、蛋白质及刺激性气味等导致了人体过敏反应的发生。但现代研究在这一问题上没有确切的科学依据，应该说只要没有过敏，吃了没有不良反应，这些东西就都可以吃。

牛羊肉有高蛋白、低脂肪的特点，是很好的给胃癌患者补充营养的食物。若患者进食牛羊肉后，没有特殊不适，是可以吃的。但是我们建议患者注意清洁饮食，把食物煮熟、煮透；也要注意适量，少食多餐，同时也应当注意膳食搭配，适当搭配蔬菜、水果和全谷物。

Q: 胃癌早期患者饮食需要注意什么？

应当以高蛋白、高膳食纤维食物为主；尽量避免进食硬质食物，避免辣、甜、咸、腻等刺激性饮食。高蛋白食物可以很好地为胃癌患者补充营养，丰富的膳食纤维有助于患者消化和吸收。胃癌患者本身胃的容受性较差，往往伴随有腹部胀痛、反酸、嗳气等不适症状。进食硬质食物可能会加重腹胀、腹痛，严重情况下可能会导致消化道出血甚至穿孔。甜、辣、咸、腻等刺激性饮食则会引起胃液、肠液、胆汁、胰液的大量分泌，都可能会加重反酸、嗳气，也可能导致创面愈合不良，远期甚至有增加胃癌复发概率的风险。

Q: 胃癌全切患者病愈后能喝酒吗？

胃癌全切后应忌酒，酒精是世界卫生组织国际癌症研究机构定义的1类致癌物，是全球癌症的主要原因。忌酒对保持健康十分重要，我们建议您保持良好的饮食习惯，保证充足休息，维持良好心理状态，这对预防癌症和其他疾病有重要作用。

▶▶▶ 第三章

结直肠癌

第一节

快速了解结直肠癌

Q: 什么是结直肠癌?

结直肠癌又称为大肠癌,包括结肠癌和直肠癌,是我国比较常见的胃肠道恶性肿瘤,早期症状表现不明显,随着癌肿的增大而出现排便习惯改变、便血、腹泻、腹泻与便秘交替、局部腹痛等症状,晚期则表现贫血、体重减轻等全身症状。其发病率和病死率在消化系统恶性肿瘤中仅次于胃癌、食管癌和原发性肝癌。近年来结直肠癌在我国的发病率呈现上升趋势,主要发生在 40 岁以上中老年人,其中直肠癌在 30 岁以下年轻人中也不少见。它的发病原因仍不清楚,可以发生在大肠的任何部位,直肠、乙状结肠最为多见。目前,及早发现、及早手术是治疗结直肠癌的关键。因为它的早期症状并不明显,所以我们应该重视早期筛查,每年常规体检,进行便隐血检测,中老年人有便血或者腹部不适症状应尽早做肠镜检查,早期发现、早期治疗才能极大提高我们治疗效果和生活质量。

Q: 结肠癌和直肠癌的区别是什么?

两者虽然统称为大肠癌,但两者从发病部位、症状和诊断方式还是有所不同。首先两者部位不一样,直肠癌发生在直肠,结肠癌发生在结肠，包括升结肠、横结肠、降结肠、乙状结肠；虽然结肠癌发病部位多，但是目前直肠癌的发病率比结肠癌高。其次，从临床症状来看，直肠癌主要是大便性状和大便习惯发生改变，主要有便血、便频、便细、脓血便、便秘、里急后重、肛门下坠感等；结肠癌也会有大便性状和习惯的改变，还会出现腹痛、肠梗阻等腹部症状，全身症状如消瘦、乏力、贫血、营养不良也比较常见。两者诊断也不一样，直肠癌可以通过直肠指诊进行诊断，然后肠镜检查进一步确诊；而结肠癌直肠指诊摸不到，必须通过肠镜和病理学进行确诊。

Q: 结直肠癌是怎么引起的？

结直肠癌是多种因素共同作用引起的。目前已经确认的结直肠癌危险因素包括饮食因素、生活习惯及遗传因素。结直肠癌发病中饮食因素是较为重要的因素，长期过多的动物脂肪和动物蛋白饮食，缺乏蔬菜和纤维素食品，可以引起结直肠癌发生。生活习惯上，缺乏体育运动锻炼，长期吸烟、饮酒，也是造成结直肠癌发生的因素，因此重视体育锻炼并定期体检，改善饮食，对预防结直肠癌有非常重要作用。再有就是遗传因素，有结直肠癌家族史的人，患结直肠癌的风险比正常人高 4 倍，家族性腺瘤性息肉病都会发展为结直肠癌，所以有家族结直肠癌病史的人群更应该注意早期筛查。

Q: 为什么会得结直肠癌？

结直肠癌发病原因并未明确，目前认为结直肠癌的发生是多种因素共同造成大肠黏膜增生，然后发展为腺瘤，再从腺瘤发展为癌变，形成原位癌，然后再次发展形成浸润癌的过程。其中引起肠黏膜癌变的高危因素包括饮食因素、生活习惯、遗传因素。

Q: 结直肠癌的早期症状是什么？

结直肠癌患者早期症状并不明显，当病情发展到一定程度，可出现一系列症状。直肠癌主要是大便性状和大便习惯发生改变，主要有便血、便频、便细、脓血便、便秘、肛门下坠感，其中便血是直肠癌最早和最常见的表现。此外由于直肠肿瘤不断刺激直肠，患者还会出现强烈的便意，但总是排不干净的里急后重感。结肠癌也会有大便性状和习惯的改变，癌肿组织引起胃肠道功能紊乱，导致患者出现排便次数增多、腹泻、便秘的症状，还会出现腹痛、腹胀、肠梗阻等腹部症状，全身症状如消瘦、乏力、贫血、营养不良也比较常见。

Q: 结肠癌的症状是什么？

结肠癌是我国九大常见恶性肿瘤之一，起病隐匿，早期无明显的临床症状，而且病情进展比较缓慢，出现临床症状时大多已发展到中晚期。结肠癌的症状主要包括以下几个方面：最早期可有腹胀不适、消化不良等症状，症状开始时可为间歇性，后转为持续性；有大便性状和习惯的改变，癌肿组织引起胃肠道功能紊乱，导致患者出现排便次数增多、腹泻、便秘的症状，腹泻、便秘、便血、脓血便、黏液便，这些往往也是早期结肠癌的症状；出现腹部肿块、腹痛、腹胀、肠梗阻等腹部症状；全身症状如消瘦、乏力、贫血、营养不良也比较常见；晚期结肠癌会有黄疸、腹腔积液、浮肿等肝转移征象，以及恶病质、锁骨上淋巴结肿大等肿瘤远处扩散转移的表现。

ⓠ 如何早期发现直肠癌？

直肠癌主要是大便性状和大便习惯发生改变，主要有便血、便频、便细、脓血便、便秘、里急后重、肛门下坠感等。其中便血是直肠癌最常见的早期预警信号，应该高度重视，且与其他痔疮出血和肠炎出血进行鉴别。为了达到直肠癌早诊早治的目的，应该重视直肠癌的早期筛查。每年常规体检，进行大便隐血检测和直肠指诊检查，大便隐血和直肠指诊检查简单易行，是一系列直肠癌检查中最基本和最重要的检查方法。有便血或者大便习惯改变者应尽早做肠镜检查，肠镜检查是对直肠癌诊断最可靠的检查方法，可以对绝大部分早期直肠癌做出确诊。

ⓠ 结直肠癌分几期 / 怎么判断结直肠癌的分期？

结直肠癌采用的是 TNM 分期标准，分为一期、二期、三期、四期。TNM 分期从肿瘤浸润深度、区域淋巴结转移和远处转移三个方面进行评估。对于结直肠癌，主要通过结肠镜检查、腹部盆腔的 CT 和 MRI 增强扫描来进行诊断和术前分期。T 分期就是肿瘤浸润深度，可以通过腹部盆腔 CT 和 MRI、腔内超声进行判断 :Tis 原位癌局限于上皮内或侵犯黏膜固有层，T1 肿瘤侵犯黏膜下层，T2 肿瘤侵犯固有肌层，T3 肿瘤穿透固有肌层到达浆膜下层，T4a 肿瘤穿透腹膜脏层，T4b 肿瘤直接侵犯或粘连于其他器官或结构。N 分期就是区域淋巴结转移，主要通过 CT 和 MRI 进行判断：N0 无区域淋巴结转移，N1 有 1 ~ 3 枚区域淋巴结转移，N2 有 4 枚以上区域淋巴结转移。M 分期就是远处转移，看有无肝脏或者其他脏器的一些转移，主要通过胸腹部盆腔 CT、MRI 和 PET-CT 进行判断和评估：M0 无远处转移，M1 有远处转移。结直肠癌 TNM 分期是判定结直肠癌肿早晚期最主要的指标，对指导患者治疗方式，预测患者预后和生存期具有重要的意义。

Q: 经常便血会不会是直肠癌？

便血虽然是直肠癌最常见的早期预警信号，应该高度重视，但是有好多肛肠疾病也会出现便血的情况，如痔疮出血、肛裂和肠炎等都会出现便血症状。因此便血不一定是直肠癌，应该与其他肛肠疾病进行充分鉴别。对于直肠癌，便血是最常见的症状，应该高度重视，常规体检，进行大便隐血检测，进行直肠指诊检查，应尽早行结肠镜检查，通过肠镜检查明确便血原因，同其他肛肠疾病进行鉴别，以免漏诊，达到早诊早治的目的。

Q: 结直肠癌该如何预防呢？

结直肠癌的发病机制虽未明确，但是我们可以通过预防措施来阻止结直肠癌发生。首先，最简单并行之有效的措施就是改变不良的饮食和生活习惯，减少高脂肪、高蛋白质的摄入，增加新鲜蔬菜的摄入。同时，我们应该做到戒烟、戒酒，保证充足睡眠，适量进行体育运动锻炼，提高身体免疫力，增强身体素质。为了达到结直肠癌早诊、早治的目的，应该重视结直肠癌的早期筛查。每年常规体检，进行大便隐血检测和直肠指诊检查，大便隐血和直肠指诊检查简单易行，是一系列直肠癌检查中最基本和最重要的检查方法。有便血或者大便习惯改变者应尽早做结肠镜检查，结肠镜检查是对直肠癌诊断最可靠的检查方法，可以对绝大部分早期结直肠癌做出确诊，能够早期发现癌前病变，让患者得到早期治疗。

Q: 直肠癌晚期能完全治愈吗?

一般情况下，直肠癌晚期是难以治愈的，只能通过手术或者放疗、化疗、靶向治疗、腹腔热灌注化疗，或者对症治疗来缓解患者的症状，控制病情进展，延长患者的存活时间。晚期直肠癌患者常常存在一个或多个部位或腹膜的转移，包括合并肝脏、肺脏、骨骼，甚至脑组织的转移，尤其是腹膜转移患者，很难通过手术达到完整切除所有癌灶，只能通过辅助治疗来减少癌灶。所以晚期直肠癌的患者大部分已经失去了根治性手术切除的机会，只能采用全身的化疗或者放疗的手段，来控制病情的发展速度，延长生存期。因此，对于直肠癌，我们应该重视早诊、早治，密切关注便血、大便习惯和性状改变等症状，定期行肠镜检查。

Q: 肠子响会是结直肠癌吗?

肠子响并不是结直肠癌的特异表现，肠子响主要是胃肠道功能紊乱、消化道出血、肠梗阻、肠道的炎症性病变等因素导致的肠道蠕动增加引起的。结直肠癌也会引起胃肠道功能紊乱、肠梗阻、肠炎等症状，导致肠蠕动增加、肠鸣音亢进，进而引起肠子响。但是目前结直肠癌主要还是以大便性状和大便习惯发生改变为主，主要有便血、便频、便细、脓血便、便秘、里急后重、肛门下坠感等症状。因此，我们应该关注结直肠癌这些症状，如果出现大便习惯改变、便血、体重下降等，应及时就医，尽早进行结肠镜检查，早期发现，早期治疗。

Q: 得了结直肠癌能活多久？

结直肠癌患者的生存期要结合肿瘤分期、治疗方式等多个方面进行判断。对于早期结直肠癌患者，经过早期根治手术治疗，做好术后定期复查，生存时间基本上不会受到影响。但是对于晚期结直肠癌患者，癌肿已经发生远处转移，生存时间会明显缩短。而且患者生活质量很差，只能通过辅助治疗，包括化疗、放疗、靶向治疗等，来缓解患者症状，延缓肿瘤进展。因此，结直肠癌早期诊断、早期治疗是结直肠癌治疗的关键。有便血或者大便习惯改变者应尽早做肠镜检查，可以对绝大部分早期结直肠癌做出确诊，能够早期发现癌前病变。

Q: 什么是结直肠癌肝转移？

结直肠癌的肿瘤细胞转移到肝脏，在肝脏上形成继发肿瘤，这种情况称为结直肠癌肝转移。肝脏是结直肠癌最常见的转移部位，一方面是因为肝脏的血窦丰富，为肿瘤的生存提供了很好的条件；另一方面与解剖结构有关，结直肠的血液主要通过门静脉直接汇入肝脏，因此结直肠肿瘤细胞容易通过血液转移到肝脏，而且结直肠的肝曲段与肝脏毗邻，肿瘤可以直接浸润肝脏。结直肠癌发生肝转移的情况一般是晚期肿瘤，约 50% 的患者会发生术前或术后肝脏转移，但是结直肠癌与其他肿瘤不同，大多数情况可能仅局限于肝脏，只要能通过手术完整切除肝脏的转移，达到根治切除，就能够明显提高结直肠癌患者生存时间。而且术后要进行辅助治疗，包括化疗、放疗、靶向治疗等，密切监测肠镜和腹部盆腔 CT、MRI，以延长患者的生存时间。

Q: 结直肠癌淋巴结转移严重吗？

结直肠癌有四种转移途径，包括淋巴转移、血行转移、直接浸润、腹腔种植转移。其中淋巴结转移是结直肠癌进行肿瘤分期的重要标准，是结直肠癌转移的主要方式。一般临床上存在淋巴结转移属于中晚期的情况，尤其存在远处淋巴结转移，如锁骨上、腹膜后、腹主动脉旁淋巴结转移，治疗效果不好，不能达到根治切除。对于存在区域淋巴结转移患者，应该将区域淋巴结彻底清扫干净，才能达到根治切除的目的。而且术后应该进行辅助治疗，包括化疗、放疗、靶向治疗等，定期复查影像、肠镜和肿瘤标志物等，密切监测，以减少术后的复发，提高患者生存率。

Q: 结直肠癌患者放屁多是怎么回事？

首先，放屁多、肠子响并不是结直肠癌的特异表现，胃炎、肠炎、胃肠道功能紊乱、消化不良的患者同样会出现放屁多的表现。对于结直肠癌患者而言，可能会出现放屁次数增多的情况。结直肠癌患者不仅会经常放屁，而且声音比较响，气味比较重，往往比一般的消化不良、肠炎患者更臭。其原因主要是肿瘤组织溃烂腐败，产生较多臭味气体，使放屁变多、变臭。另外由于结直肠癌患者肠道菌群发生紊乱，再加上肠道消化吸收功能减弱，肠道内气体过多，进而会出现放屁多，放屁臭的现象。

Q: 结直肠癌会传染吗?

结直肠癌不是传染病，不会传染，即便是与结直肠癌患者一起生活的家属或是病房中的病友也不会发生传染。所以与结直肠癌患者进行日常接触，完全没有必要担心。从事肿瘤治疗和研究的医护人员及研究者的癌症发生率也没有明显增高。癌细胞正常转移途径包括直接浸润、淋巴转移、血行转移和腹腔种植转移，不存在人与人传染的途径，因此结直肠癌是不会传染的。而且人体有强大的免疫排斥力，会杀死体内植入性的癌细胞，所以完全不用担心会被结直肠癌患者传染。

Q: 结直肠癌会遗传吗?

结直肠癌不属于遗传性疾病，是不会遗传的。但是结直肠癌的患病有一定的家族病史，有结直肠癌家族病史的人患结直肠癌的风险明显高于无家族史的人群。10% ~ 15% 的结直肠癌患者是由家族遗传导致的，有结直肠癌家族史的人，患病的危险性比普通人高，是结直肠癌患病的高危人群。结直肠癌的发生是遗传因素和环境因素相互作用的结果。因此，有结直肠癌家族史者日常生活中应注意饮食习惯，如多吃新鲜蔬菜，少吃高脂肪食物，戒烟、戒酒。如果出现大便习惯改变、便血、体重下降、腹部有硬块等症状应及时就医，尽早进行结肠镜检查，定期复查肠镜，早期发现，早期治疗。

Q: 慢性肠炎会变成结直肠癌吗?

慢性肠炎一般不会发展为肠癌。目前没有医学研究证明慢性肠炎和肠癌的发病有直接联系。对于肠炎患者来说，需要积极配合治疗，如果没有良好的治疗护理，导致肠道反复受到刺激和伤害，失去肠道原有的保护能力和功能，就有可能让各类肠道疾病有机可乘，甚至诱发结直肠癌。有一类特殊的肠炎叫作溃疡性结肠炎，是一种自身免疫性炎症性肠病，是一种癌前病变，应特别注意其癌变的风险。

Q: 结肠息肉会变成结直肠癌吗?

结肠息肉可以变成结直肠癌。很多结直肠癌都是在息肉的基础上发展而来的，但并不是所有的结肠息肉都会癌变。息肉的大小、形态、组成成分、生长速度和患者的个人病史、家族史、年龄等因素，都影响息肉癌变的发生。因此，建议老年人无论有无消化道症状都要定期体检，一旦发现息肉，及时进行治疗；而有息肉病史的人群，更要坚持定期复查。

Q: 乙状结肠息肉是肠癌吗?

乙状结肠息肉一般不是肠癌。息肉本身是一种良性疾病，息肉是一个形态学描述，从黏膜表面突出到管腔内的息肉状病变，在未确定性质前都称为息肉，可以发生于胃肠道的各个部位。但息肉可发展为肠癌，建议患者发现息肉后尽快进行内镜下切除或手术干预，防止肠癌的发生。

Q: 大便带血是结直肠癌吗?

不一定。大便带血是常见的下消化道出血的临床表现之一。结直肠癌可以导致大便带血，肛门处的一些病变也有可能导致大便带血，如内痔、混合痔、肛裂等，这都需要专业医生帮助患者明确诊断。因此，如果患者出现大便带血的情况，需要引起重视，及时就诊，专科医生完善检查评估，避免结直肠癌的漏诊、误诊。

Q: 结直肠癌会引发会阴部疼痛吗?

结直肠癌患者较少出现会阴部疼痛。当然如果病变位置距离肛门较近，甚至病变位于肛门口，以及病变较大侵犯了相应的感觉神经，确实可能会导致会阴部疼痛。而位置较高的病变一般无法影响会阴部的感觉，不会引起会阴部疼痛。当然除了结直肠癌之外，脊柱疾病、妇科疾病等都有可能引起会阴部疼痛，患者出现相关症状，还是建议及时去医院就诊，接受专业的评估和治疗。

第二节

结直肠癌的检查方法

Q: 结直肠癌应该挂哪个科?

结直肠癌的筛查可以通过消化内科、普通外科和胃肠外科等。如果一旦确诊结直肠癌，建议到三甲综合医院的胃肠外科、结直肠外科、胃肠肿瘤外科等进一步就诊评估，以制定规范化的综合治疗方案。

Q: 国内看结直肠癌最好的医院是哪些?

对于结直肠癌，制定规范化的综合治疗方案至关重要，建议患者到一线城市大型综合三甲医院胃肠肿瘤相关科室就诊。北京大学人民医院胃肠外科，作为全国最早开展并推广胃肠肿瘤多学科联合查房 MDT 的治疗中心之一，在结直肠癌的外科治疗及患者规范化综合治疗方案的制定实施方面具备优质实力与经验。

Q: 如何筛查结直肠癌?

肠镜是结直肠癌最准确的筛查手段。常规 50 岁以上的人群均建议完善肠镜筛查，通过肠镜可以观察病灶并取得病理，病理是确诊结直肠癌的金标准。而在没有肠镜条件或暂时不能做肠镜的情况下，可通过钡灌肠、CT、核磁共振、PET-CT 等影像学检查，辅助筛查、诊断结直肠癌；化验室检查，如连续大便潜血筛查、肿瘤标志物、基因甲基化检测等，也可作为结直肠癌筛查的辅助手段；对于位置较低的结直肠癌，直肠指诊更是重要的查体筛查手段。

Q: 可以通过大便化验出结直肠癌吗？

大便化验一般不能查出结直肠癌。尽管部分患者在化验大便时，可发现大便潜血的存在，但无法根据大便中有血明确诊断结直肠癌。因为大便带血的情况很多，结直肠癌、慢性炎症、肛肠疾病都可能导致大便带血。要确定是否为结直肠癌导致的大便潜血，必须要做肠镜筛查，以确诊或除外结直肠癌。

Q: 如何判断自己是否是结直肠癌？

无法单纯通过症状确诊结直肠癌，需要通过肠镜和病理活检明确诊断。结直肠癌最典型的症状是下腹部疼痛、腹胀、腹泻、便秘、大便带血及便血，但这些症状又需要与直肠良性疾病和肛门疾病相鉴别。所以，一旦发现自己出现相应症状，建议尽快到医院就诊，专业医生通过查体、相关检查、影像学评估和重要的肠镜筛查手段，来帮助患者明确诊断。

Q: PET-CT 可以查到结直肠癌吗？

PET-CT 一般可以检查出结直肠癌，但不是首选的检查项目。PET-CT 能够定位病变的具体位置，并在影像学上明确患者是否存在转移，对于病情复杂、常规检查无法明确诊断的患者，PET-CT 可以作为有效的检查手段，但是费用较高，不推荐患者常规应用。

Q: 怎么看懂结直肠癌的病理报告?

结直肠癌的病理报告大致分为三部分。第一部分是大体形态的描述，包括切除肿瘤的部位、肠管的肠段、肿瘤的大小。第二部分是显微镜下的病理描述，包括组织形态的分型、是否有淋巴结的转移、是否有后续治疗相关的危险因素（脉管癌栓和神经浸润）。第三部分是病理相关的免疫组化指标，体现特殊的肿瘤表达情况，为患者术后化疗、靶向治疗起到指导作用，帮助评价直肠癌复发转移的风险。直肠癌病理报告还是离不开专业医师的具体解读。

Q: PD1 表达是什么意思，为什么要做 PD1 检查?

PD1 治疗是近年来肿瘤免疫治疗的热点之一。通俗地讲，PD1 抗原让肿瘤细胞把拿在手上的武器装备老老实实地放下，随后接受来源于人体内免疫细胞的进攻，杀死肿瘤细胞。PD1 抗原能否在身体里有效发挥作用，PD1 的表达尤为重要。只要 PD1 的表达越高，PD1 免疫治疗越有效。所以明确恶性肿瘤患者的 PD1 表达对于其后续治疗方案的选择十分重要，通过 PD1 检查，可以指导患者是否可使用 PD1 药物治疗。具体规范化治疗方案，通过专业专科医生讨论后进行制定。

Q: 检查是否有结直肠癌除了肠镜还有什么方法?

肠镜检查是诊断结直肠癌的最重要方式。结直肠癌患者除了肠镜检查外，还可以通过直肠指诊、肿瘤标志物、胶囊内镜，以及影像学检查，如超声、CT、磁共振成像、PET-CT等，可以根据肿瘤大小、形态、生长特点，初步区分肿瘤的良恶性。但明确诊断的金标准，仍是通过肠镜完善病理活检。

Q: 肠镜是怎么做的，痛苦吗?

肠镜是检查结直肠的内镜操作手段，把带有镜头的管状物通过肛门置入肠道，主要是检查肠道的形状，有无炎症，增生物等。作为侵入性的检查，患者在做肠镜之前需要完善血常规、凝血和传染病的筛查，预防交叉感染。同时做肠镜之前需要提前清肠，保证检查顺利进行，清肠一般通过喝泻药或灌肠的办法。通常一般人群均可在清醒状态下完成肠镜检查，对于疼痛敏感、紧张焦虑的患者，可以考虑完善麻醉科评估后在麻醉状态下进行无痛肠镜。具体肠镜的选择和操作，建议到正规医院的消化内科或普通外科就诊。

Q: 肠镜检查前需要做什么准备?

作为侵入性的检查，患者在做肠镜之前需要完善血常规、凝血和传染病的筛查，预防交叉感染。同时做肠镜之前需要提前清肠，保证检查顺利进行，清肠一般通过喝泻药或灌肠的办法，目标大便呈清亮、水样，此时提示达到较好的肠道清洁度，有利于完整、全面地观察肠道。检查当日建议尽量穿宽松、易脱服装，由于肠镜检查要暴露肛门，着装较紧等情况不利于检查进行。

Q: 肠镜能初步判断出肠息肉与结直肠癌吗?

肠镜一般能够初步判断肠息肉和结直肠癌。肠息肉是良性的病变，结直肠癌是恶性病变。在肠镜下可以看到息肉表面比较光滑，质地较软，表面没有破溃出血；如果是结直肠癌，病灶表面比较粗糙，呈菜花样生长，多伴有破溃出血，质地较硬。一旦在肠镜下发现病变，不管判断是肠息肉或肠癌，都要进一步病理活检。最终通过病理检查才能够最终确诊。

Q: 肠镜正常可以排除结直肠癌吗?

肠镜正常的情况下，基本上可以排除结直肠癌。肠镜是有效的结直肠癌筛查手段，可以通过肠镜诊断肠道疾病，如慢性肠炎、肠道溃疡、肠道肿瘤等。通常情况下，肠镜正常可以排除结直肠癌，但在极少数情况下，结直肠癌处于早期，肿瘤较小或仅存在黏膜层病变，结直肠镜可能看不到肿瘤的存在，出现结直肠癌的漏诊。因此，定期的肠镜复查尤为重要。

Q: 结直肠癌高危人群，需要每年做肠镜吗?

曾经确诊过结直肠腺瘤、炎性肠病或家族中有结直肠癌的人群称为结直肠癌高危人群。这样的朋友要比一般人群更早进行肠镜的筛查，但并不需要每年都做肠镜，建议肠镜检查的频率与发生结直肠癌的风险相关。如果家族中有 2 人以上亲属确诊结直肠癌，那么应该从 40 岁开始每 5 年进行一次肠镜筛查；而如果经过基因检测确诊为致病突变基因携带者，确实应该每年查一次肠镜；如果确诊林奇综合征，则应该从 20 ~ 25 岁开始每 2 年检查一次肠镜，到 40 岁以后每年都要查。要注意，即使没有上述危险因素，但某次肠镜筛查中发现了结肠息肉，那么也应该在次年再进行肠镜筛查。

Q: 怎么看懂肠镜报告?

肠镜报告一般分为四个部分：首先第一部分是患者信息，先核对信息无误；第二部分是图片，此部分如果看不懂可以略过；第三部分是检查过程的描述；第四部分是检查结论。报告的重点是第三、四部分，很多朋友不熟悉医学术语，看到毛糙、充血、糜烂、肿胀等描述就非常紧张，其实可以先看看最后的检查结论，如果结论是未见异常或大致正常就可放心，如果提示某种疾病，如炎症、息肉、占位，则要尽快去找专科就诊，有些肠镜检查还取了活检病理，还要关注病理的结果，就诊时不要忘了携带肠镜和病理报告。

Q: 结直肠癌造瘘患者如何做肠镜?

有造瘘的朋友也可以进行肠镜检查。造瘘分为单腔造瘘和双腔造瘘：单腔造瘘时，造口的肠管向上一直延续到口腔，可以像普通人群一样口服导泄药物清洗肠道，肠镜从造瘘口插入肠管；双腔造瘘患者的体表有两个肠管开口，一头通向口腔，一头通向肛门，做肠镜往往要观察的是通向肛门的肠管，这时就要进行灌肠来准备肠道，肠镜既要从肛门插入，也可能从造口插入。这种肠道准备比较复杂，患者朋友应当在有经验的医务人员指导下进行。做肠镜时患者一般需要撤去造口底盘，所以需要随身准备全套的造口护理器具，方便做完肠镜以后粘贴新的造口袋。做完肠镜后还要注意造口内引流液是否存在异常。

Q: 糖类抗原 19-9 高代表什么？

糖类抗原 19-9（CA19-9）是一种唾液酸衍生物，属于糖蛋白肿瘤标志物。微量的 CA19-9 存在于健康人群的胃、胰腺、胆管、胆囊等组织中，当这些组织发生病变时，尤其是出现肿瘤时，CA19-9 的分泌增加或亢进，表现为高 CA19-9 血症。所以它被广泛应用于消化道肿瘤的诊断及疗效的观察，且对胰腺癌诊断的敏感性最高。虽然有些良性消化道疾病，如胰腺炎等也会导致 CA19-9 升高，但是发现升高还是要引起重视，尽快到专科医院就诊，排除潜在的风险。由此可见，CA19-9 升高与消化道恶性肿瘤有很强的关联性，但并无绝对确诊的意义。

第三节

结直肠癌的治疗

Q: 结直肠癌可以治愈吗？

部分结直肠癌可以治愈，尤其是早期结直肠癌，接受规范的综合治疗策略完全有希望获得长期生存且无复发困扰。经过研究发现，TNM 分期为 1 期（也就是所谓早期）的患者，5 年生存率高达 90% 以上；可是到了晚期阶段，5 年生存率就降低到 40% 甚至更低。所以，应当特别注意疾病的筛查工作，在肠道癌前病变还未转化成癌，或者刚刚转化为早期癌时就进行治疗，是提高结直肠癌治愈概率的关键。

Q: 结直肠癌应该怎么治疗？

结直肠癌的治疗模式是以手术为主的整合治疗，手段包括手术、化疗、放疗、免疫治疗、局部介入性治疗等。这些治疗手段涉及多个专科、多种专业技术背景的医生。曾经，为了得到理想的治疗方案，一个患者可能需要辗转多个专业的门诊就诊。现阶段多学科整合诊疗模式可有效提升肿瘤诊疗水平。多学科团队一般由结直肠外科 / 胃肠外科、肝脏外科、肿瘤内科、放疗科、放射科和超声影像科及其他相关专业有一定资质的医生组成，定时、定点对患者的一般状况、疾病诊断、分期、发展及预后做出全面评估，并根据当前国内外治疗规范和指南，制定并实施最适合、最优的整合诊治方案。

Q: 常用结直肠癌化疗方案有哪些？

结直肠癌化疗方案众多，按照化疗目的包括新辅助治疗、术后辅助治疗、转化治疗等。药物种类以铂类药物和 5- 氟尿嘧啶类药物为主，最常用的是静脉输注奥沙利铂和口服卡培他滨，其次还可能用到伊立替康、亚叶酸钙等药物。针对不同疾病阶段，以及肿瘤的突变类型，还可能使用分子靶向药物和免疫检查点抑制剂等。

Q: 结直肠癌肝转移怎么办？

手术完全切除原发灶和肝转移灶，仍是目前治疗结直肠癌肝转移的最佳方法。尤其是对那些原发灶能够或已经根治性切除，肝转移灶也可完整切除的患者更适合。但如果肝转移灶经常不止一个，或者虽然病灶少，但是病灶很大或靠近危险的大血管、大胆管，这就给手术切除带来困难。除了手术切除外，消融、放疗等手段也能彻底毁损肝转移灶。对手术切除难度较大的个别肝转移灶，应积极联合多种治疗手段，使更多患者有机会达到无疾病证据状态，提高长期生存率。如果转移灶较大或较多，可能还需要先进行术前的化疗，使其转化为可以切除根治的类型。有研究表明，经转化治疗后的肝转移切除患者，5 年生存率与初始可切除结直肠癌的患者近似。

Q: 结直肠癌肺转移怎么办?

一般来说,结直肠癌单纯肺转移对患者寿命的影响相比肝转移要小。而且,结直肠癌发生肝转移的概率比肺转移更大。所以如果患者同时有多个脏器转移,不建议优先处理肺转移灶。但如果能够确定仅发生了肺转移,且肺转移灶可切除,仍然推荐手术切除。手术方法以具备肺楔形切除为主。肺转移灶切除后剩下的肺必须能维持足够的肺功能。如果难以手术,也可以选择射频消融或立体定向放疗等方法来控制病灶。

Q: 结直肠癌骨转移怎么办?

结直肠癌较少发生骨转移,如果患者确诊骨转移,往往已到了疾病终末阶段。结直肠癌骨转移综合治疗的目标是改善生活质量,延长生存时间,预防或延缓骨质破坏导致的病理性骨折。系统治疗中,双膦酸盐是骨转移的基础用药,它能够提高骨强度,延缓骨破坏。当影像学提示有骨破坏或骨转移时,应采用骨保护药物治疗。部分骨转移灶可以采取局部放疗来控制病灶进展。

Q: 结直肠癌脑转移还能治吗?

如同骨转移一样,结直肠癌也较少发生脑转移,脑转移往往提示预后不良和疾病终末期。当晚期结直肠癌患者表现出不能用原有疾病解释的精神症状,此时要警惕脑转移的可能。和很多实体肿瘤的脑转移一样,一般不考虑手术治疗,而是以全身治疗方法控制原发灶为主,脑转移灶局部治疗为辅。

Q: 结直肠癌晚期疼痛怎么办？

疼痛是结直肠癌晚期的常见症状，恶性癌痛严重影响患者生活质量和生命尊严。这样的患者除了针对原发病的治疗还要进行全面的疼痛评估，以确定疼痛病因，要排除癌症复发、疾病进展及特异性癌症疼痛综合征；常见的是阿片类药物治疗，应当到专门的疼痛门诊或癌痛门诊就诊，应在最短时间内使用最低的适当剂量，口服止痛药应当定时定量，不要等到疼痛难忍时再吃药。辅助药物治疗应在阿片类药物的基础上进行。还要注意，阿片类药物会减缓肠道蠕动，这对晚期结直肠癌引起肠梗阻、肠麻痹的患者可能会加重腹痛、腹胀等症状。

Q: 结直肠癌患者肠穿孔怎么治疗？

肠穿孔是结直肠癌患者少见但非常严重的并发症，常会引起致死性后果。穿孔可能发生在肿瘤部位，也可能发生在肿瘤上方的肠管。穿孔前一般都会有持续的腹胀、腹痛表现，由于肿瘤生长阻塞了肠腔，导致粪便无法顺利排出，肠腔压力升高导致了肠管破损形成穿孔。患者的表现是突发且强烈的腹痛，随着病情延长还可能出现腹膜炎、感染中毒性休克，表现为全腹疼痛拒按、寒战、高热、血压降低等。如果穿孔发生在院外，患者和家属并不一定清楚是否发生穿孔，此时不要犹豫，应当立刻到就近医院的急诊就诊，切勿延误治疗。

Q: 结直肠癌患者腹胀怎么办？

腹胀原因很多，结直肠癌患者出现持续的腹胀要首先警惕肿瘤影响。肿瘤进展、手术后肠功能恢复期、化疗药物的不良反应都会引起腹胀。如果是在医院治疗过程中发生腹胀，应当立刻报告给医生，然后遵医嘱。如果在家中出现腹胀，应该立刻禁食、禁水，回忆最后一次排气、排便时间。可以适当增加活动，使用开塞露灌肠来刺激肠道蠕动，对轻度腹胀和不完全性肠梗阻会有帮助。如果腹胀持续数小时不缓解，且没有明显排气、排便，不要犹豫，应当尽快到医院就诊。

Q: 结直肠癌晚期腹腔积液严重怎么办?

结直肠癌晚期腹腔积液大部分原始是发生了腹膜转移，少数情况也有肿瘤消耗导致的低蛋白血症引起的腹腔积液。发生腹腔积液后患者往往自觉腹胀、疲倦、腹痛等症状。盲目的穿刺放出腹腔积液可能会立刻使腹胀缓解一会儿，但腹腔积液往往很快就会重新渗出，反而不利于病情控制。对腹膜转移的患者，肿瘤细胞减灭术联合腹腔热灌注化疗可延长生存时间，但需要严格掌握手术指征，并到有相关经验的医院就诊。

Q: 结直肠癌回纳术后一个月肠梗阻怎么办?

发生了肠梗阻，首先要避免继续进食、饮水，这一点非常关键。回纳术后患者肠道经历了至少两次手术，发生肠粘连在所难免，大部分患者的肠梗阻是不完全性肠梗阻，可以通过保守治疗好转。可以在禁食禁水后增加活动，增加运动量有助于肠蠕动恢复。恢复的标志是腹胀缓解、有自主的排气排便。如果症状持续24 小时以上不缓解，要尽快到医院就诊。

Q: 直肠癌术后复发后还可以动手术吗？

对局部复发的患者，应行多学科专家协作组评估，手术是达到治愈的重要方法，应积极争取再次手术。复发刚发生时病灶较小，手术切除的可能性也更大，因此一定要规律进行复查，争取在复发早期发现问题，做到早发现、早治疗。复发灶可切除者，应当完整切除病灶配合围手术期整合治疗；侵犯周围脏器的条件允许应联合脏器切除；如果合并远处转移，应当先化疗控制后再做手术；确实无法切除的，要评估后进行全身治疗。

Q: 结直肠癌手术后肛门化脓流血怎么办？

结直肠癌手术后，肠道吻合处距离肛门较近，术后初期肠管仍有炎症，粪便经过时摩擦可能导致吻合口和肠道炎症处黏膜出血，一般无须特殊处理。这种血液多为鲜血，量也不多，偶尔伴随有少量黏液也属正常。但如果每次排便总是出血量较大、伴有血块或明显脓液，应当尽快到手术的医院就诊。如果出血发生在深夜，也不要等到白天再去医院，不要为了等某个主刀医生的门诊再去就诊，可以先去急诊就诊。

Q: 结直肠癌化疗期间可以吃中药吗？

患者是可以在结直肠癌化疗期间同时使用中药进行调理的。

结直肠癌患者化疗期间元气受损，免疫力下降，此时可以辅助益气养血、健脾和胃、滋肝补肾等作用的中药，有助于全面调理患者的机体，降低化疗的毒性，调理脾胃，缓解胃肠道反应和骨髓抑制，提高患者的食欲，提升白细胞和红细胞的数量，增强患者的免疫功能，提高患者对化疗的敏感性和耐受力，增强化疗的疗效，帮助部分患者顺利完成整个疗程。在化疗后坚持用药，还有助于修复受损的机体，巩固化疗的疗效，防止复发转移，进一步延长患者生命。

Q: 结直肠癌化疗后出虚汗怎么办？

化疗是治疗结直肠癌的重要手段。化疗不良反应包括胃肠道反应、营养不良、骨髓抑制等，这些不良反应都会导致身体虚弱。身体虚弱的时候出汗是正常现象，要对症治疗。化疗后出虚汗要注意多喝水，这能快速地补充出汗所丢失的水分，也可以喝些营养的流质物质，以便补充营养，有助于增强身体素质和抗病能力，避免身体会被打垮。化疗之后身体会受到很大的损害，身体极度的疲乏，特别要注意休息，这个时候需要注意避免过多的运动，尤其要避免做一些大幅度的运动，主要以多休息为主，保持身体的体力。还要及时补充营养，新鲜的蔬菜水果含有身体所需的微量元素，并且含有丰富的营养素，还比较的容易消化吸收，能及时地补充身体所需的营养，从而提高身体的抵抗力。

Q: 结直肠癌化疗后腿脚浮肿怎么办？

化疗后腿脚浮肿应尽快到正规医院就诊，查明腿脚浮肿的原因。如营养不良导致的水肿，则饮食上应注意多吃含蛋白高的食物，如鸡蛋、瘦肉、牛奶、牛肉等，这是最常用也是最有效的治疗方法，可以补充人体所需要的蛋白，从而纠正低蛋白血症，水肿症状会逐渐好转。如果饮食上改变后，水肿症状未能够纠正，可考虑营养干预或静脉输注人血白蛋白。还可以使用利尿剂来利尿消肿，如呋塞米、托拉塞米等，但是要注意电解质的平衡。若浮肿是由肾功能不全、下肢静脉血栓或肿瘤压迫血管等导致，则应尽快到相应的科室就诊，避免延误病情。

Q: 术后辅助化疗多久后可以拔除输液港？

辅助化疗多久后拔除输液港没有标准答案，需根据患者的意愿、疾病严重程度等综合判断，建议咨询手术医生。一般来说在化疗结束之后多久可以拆除输液港，主要是看患者的疾病分期和治疗的需要。如果患者所进行的是术后辅助治疗，而治疗的疗效和癌症的生存期相对比较长，可以在化疗结束之后拆除输液港。在之后的若干年内，如果再出现癌症复发、转移需要再次化疗的时候，再留置输液港。如果是晚期癌症的患者，可能需要诱导化疗之后进行维持化疗，这个时候拆除输液港的时间，就可以稍微往后延一段时间。如果确认患者不需要再继续接受化疗，就可以拆除输液港。如果在化疗结束之后，预估在化疗之后的 3 ~ 6 个月，就有可能再次进行化疗，这个时候并不建议患者拆除输液港。

Q: 结直肠癌术后便秘严重怎么办？

（1）饮食调理：对于便秘症状比较轻的患者，可在日常生活中适量喝酸奶，帮助调节肠道菌群，促进胃肠蠕动，进而缓解便秘症状。平时也可以多吃菠菜、白菜及香蕉等含有膳食纤维较多的食物，以增加肠蠕动，促进排便。

（2）物理疗法：如果便秘比较紧急的患者，可以使用灌肠液、开塞露等进行灌肠，从而帮助将大便排出体外，解决暂时的困难和症状，患者平时可以适当按摩腹部，多加锻炼，有利于促进肠道蠕动，促进大便排出。

（3）药物治疗：对于症状比较严重的患者，可以遵医嘱服用乳酸菌素片、双歧杆菌乳杆菌三联活菌片等益生菌，从而帮助调整肠道中的菌群，以维持肠道的正常生理功能，达到润肠通便的目的，还可以口服对肠道刺激较小的缓泻药物等进行治疗。

Q: 结直肠癌肝转移，射频治疗和立体定向放疗哪一种效果更好？

在结直肠癌肝转移的多学科综合治疗中，针对转移灶的局部治疗，包括手术、消融、肝动脉化疗栓塞和放射治疗等，都是非常重要的局部治疗手段。射频治疗和立体定向放疗两者之间的对比研究较少，入组例数偏低。目前公认比较权威的是2012年初次报道的密歇根大学的一组前瞻性队列研究，收集了2000—2010年189例患者，其中62例（106个病灶）接受立体定向放疗，127例（206个病灶）接受射频，主要观察终点是局部无进展期。初期结果表明，对于3 cm以上的肿瘤，立体定向放疗（SBRT）明显优于射频治疗。2018年更新报道，对于2 cm以上的肿瘤，SBRT明显优于射频治疗。因此，对于肿瘤过大又不适合手术切除的，不应该强行消融，可以选择SBRT。

Q: 结直肠癌术后大便排不尽是怎么回事？

做完结直肠癌手术后大便排不尽的原因很多。常见原因包括：①饮食结构不合理。患者手术后，应该注意高纤维食物的摄入，如新鲜蔬菜、水果、菌类食物、粗粮等。②手术等治疗引起的排便不尽，尤其是距离肛门近的结直肠肿瘤手术后大便排不尽是很常见的现象，其发生原因与肠道结构改变，括约肌和神经等组织损伤，直肠储袋功能和排粪反射下降等相关。③部分患者可能存在病变复发的情况，病变刺激导致患者出现大便排不尽的情况出现。需要确诊病情后，采取二次手术或放化疗等保守治疗措施，改善患者病情。对于肠道功能障碍严重的患者，可给予相应的对症治疗。随着时间的推移，大多数症状会逐渐消失。如果效果不明显，影响工作、生活，建议及时找医生进行检查对症治疗。

Q: 结直肠癌术后肠镜发现新肿瘤怎么办？

肠镜发现新的肿瘤应立即到正规医院就诊，先通过肠镜活检的病理明确肿瘤的良恶性。还要评估肿瘤的分期，通过CT、核磁检查等明确诊断肠道肿瘤所累及的层次和范围，是新发的肿瘤还是原先肿瘤的转移，是否有局部其他脏器的累及，是否侵及周围淋巴结，以及是否有远处脏器，如肝、肺、骨的转移。根据肿瘤的良恶程度、分期等综合制定下一步治疗方案。一般对于能够耐受手术的患者，能够完整切除的情况下都应该尽量考虑手术治疗，通过手术切除病变肠管，同时对周围淋巴结进行根治性的清扫。手术以后再根据患者的肿瘤分期，决定是否有放化疗的指征，进行肿瘤的个体化综合治疗。结直肠癌术后肠镜发现新肿瘤建议患者尽快到当地正规医院进行诊疗，以免贻误病情，产生严重后果。

第四节

结直肠癌的康复

Q: 结直肠癌患者可以运动吗?

结直肠癌患者可以运动。结直肠癌术后患者及早下地进行活动有利于患者病情的恢复,可以减少肺部感染及肠粘连的发生。在长期的治疗过程中,结直肠癌患者容易出现生活质量、身体机能下降,还会出现肌无力等现象。坚持训练能够有效地提升患者的生活质量,降低患者癌因性疲乏水平。结直肠癌患者术后恢复后可进行散步、行走等有氧活动,体力恢复到一定程度后,可以参加一些轻体力活动,逐渐增加活动量,达到锻炼的目的。运动时应根据自身的身体状况,采用循序渐进的方法来进行。不能要求短时间内进行高强度的训练,要根据自己的身体状况制定运动方案。每天可以记录自己的运动量,在以后的生活中逐渐地增加运动水平。坚持运动对于结直肠癌患者有很多的益处,能降低结肠癌患者死亡率,提高生存率。

Q: 结直肠癌术后吃什么比较好?

结直肠癌手术后要增加营养,多吃蛋白质含量丰富的食物,比如,鸡蛋、牛奶、瘦肉、鱼肉等。结直肠癌手术是比较大的手术，会导致患者体质虚弱，所以要适当增加营养，促进身体恢复，各营养素要相对应的适量、齐全，除摄入充足的优质蛋白外，一般应以低脂肪、适量碳水化合物为主。以易消化的饮食为主，避免使用高油脂食物，合理搭配膳食营养，每天应通过谷类、瘦肉、鱼、蛋、各类新鲜的蔬菜和水果，摄入足够的蛋白质、矿物质、维生素等。还要注意少量多餐，避免加重胃肠道的负担。合并回肠造口的患者，因为结肠切除后影响水分和无机盐的重吸收，容易导致水和电解质平衡失调，应注意补充水分、无机盐，尤其在炎热的天气及大量出汗时，更应适当补充水分。

Q: 结直肠癌手术后不能吃什么？

结直肠癌手术后没有绝对不能吃的食物，从肠道功能恢复的角度来讲，尽量减少摄入对肠道刺激性强的食物，如冷饮、生的或未完全煮熟的食物，含酒精类的饮料，难以消化并可能造成阻塞的食物等。

结直肠癌患者术后的饮食调节应注意不要吃过多的油脂，动、植物油比例要适当。应注意多吃些含各种维生素的新鲜蔬菜和水果，富含纤维素的食物，如芦笋、芹菜、韭菜、白菜、萝卜等绿叶蔬菜可刺激肠蠕动，增加排便次数，从粪便当中带走致癌及有毒物质，既可以预防便秘，又可在一定程度上防止腹泻，并能保证每日规律排便。忌辛辣食物，辣椒、胡椒等食物对肠道有刺激作用，可能会加重排便功能紊乱。患者出院后要保持生活饮食规律，平时注意饮食卫生，尽量避免生、冷、坚硬、煎炸、腌制食物，禁忌烟酒，养成定时排便的良好习惯。

Q: 如何通过运动预防结直肠癌?

结直肠癌是最常见的癌症之一。研究显示,肥胖、高热量饮食、久坐是结直肠癌发病的危险因素。经常做运动可以预防很多疾病,运动可以强身健体,增强抵抗力,提高人们的整体身体素质,使人们不容易被疾病侵害,结直肠癌的发病与不经常运动有很大的关系。长期坚持运动如游泳、骑车、慢跑、跳健身舞、滑冰等不仅可以消耗体内脂肪,达到减肥瘦身效果,还可以增强机体免疫力,预防便秘,起到预防结直肠癌的作用。

Q: 结直肠癌手术后转移还可以生孩子吗?

结直肠癌手术后转移是否可以生孩子,应根据患者的疾病情况、自身意愿、身体状况等因素综合判读。若转移后仍在化疗、放疗等治疗期间,由于身体的功能差及药物的毒性等不利因素存在,可能使胎儿流产或产生畸形等问题,在此期间则不建议生孩子。对于转移后已经考虑临床治愈且不需化疗等药物治疗及 CT 检查的患者,在身体及家庭条件允许的情况下可以生孩子。

Q: 结直肠癌手术后有造瘘可以洗澡吗?

洗澡之前查看造瘘是否有出血、渗出、感染情况。一般来说,造口及切口处皮肤完全愈合就能洗澡。洗澡时可拿开造口袋,选用无香精的中性沐浴液或中性肥皂,不会刺激造口,也不会流入造口,可以放心使用。但要注意不要用水强力冲洗造口。洗净后擦干造口周围皮肤,换上干净造口袋即可。有些人的排泄物不成型且不断有排出时,洗澡时可不拿开造口袋,但建议洗澡后更换一个新的。带有造瘘的患者除了洗澡外还可以游泳，游泳时可以使用迷你袋，或者造口栓，女性以一件式游泳衣为宜。

Q: 结直肠癌肺转移，怎么治疗好？

结直肠癌肺转移的治疗手段包括全身系统治疗（如化疗），根治性局部治疗（如手术切除、放疗、消融术等）和局部姑息性治疗。结直肠癌发生肺转移时往往意味着疾病已到了广泛播散的阶段，仅少部分患者能接受外科治疗。由于肺转移的数量、位置、大小、原发灶、肺外转移以及基因分型等多种因素都会影响患者的寿命及治疗方式的选择，因此需要在大型医院由多学科（胃肠外科、胸外科、肿瘤内科、放疗科等）的专家进行讨论后综合治疗。除上述治疗方法外，直肠癌患者经历了反复的治疗，部分疗效不佳，对治疗信心不足，多数会出现恐惧、焦虑、烦躁、悲观消极的心态，医护人员应针对其心理反应，耐心护理，使其树立战胜疾病的信心。

Q: 结直肠癌患者可以吃鸡蛋吗？

可以。结直肠癌患者术后早期饮食应在医务人员的指导下进行。结直肠癌手术后的饮食调理的原则应从少到多，从稀到稠，从简单到多样，无刺激性清淡饮食为主，在手术后早期尽量减少粪便排出量和次数。饮食要有节制，每天 3 ~ 4 餐，以食后舒服为度。临床上并没有严格规定直肠癌患者不能吃鸡蛋，只是不能过量食用，每天以 1 ~ 2 个为宜。鸡蛋中含有丰富的蛋白质、卵磷脂、氨基酸等营养物质，适量摄入有利于患者补充体能、维持营养，因此结直肠癌患者可以吃鸡蛋。有的直肠癌患者恐惧排大便，不敢进食，使机体营养得不到足够的补充，反而影响结直肠癌的治疗。

Q: 放疗期间拉肚子严重吃什么比较好？

为了缓解放疗期间腹泻带来的不适，建议患者放疗后注意饮食卫生，进食低脂肪、高蛋白、适量维生素食物，禁食辛辣、刺激、生冷的食物。还需要注意的是，也有一部分患者放疗期间出现腹泻是由不洁饮食引起的。应注意调理饮食结构，以保持良好的身体状态。放疗期间引起的拉肚子可以口服蒙脱石散、洛哌丁胺等药物缓解；如果合并感染，导致患者出现感染性腹泻，不仅需要服用蒙脱石散等药物，部分患者需应用抗生素进行治疗，还需要根据电解质情况，适当补充液体和电解质，防止水、电解质紊乱。放疗期间一旦出现腹泻，需要及时和主管医生沟通，及时进行处理。不要盲目服药。